NE TIREZ PLUS SUR L'HÔPITAL

La vraie vie des soignants et des patients

Dans la même collection
Le Livre de l'Ikigai, Bettina Lemke, janvier 2018
L'Amour qu'elle n'attendait plus, Jean-Claude Kaufmann, février 2018
La Nouvelle Chrononutrition® illustrée, Docteur Alain Delabos, mars 2018
Anatomie d'une vie de femme épanouie, le journal hormonal de mon corps, France Carp, avril 2018
Mon journal d'écriture thérapie, je deviens le héros de ma vie, Emma Scali, avril 2018
Nature Thérapie, 80 activités à pratiquer seul, en groupe ou en famille, Gilles Diederichs, mai 2018
The Happiness Factory, 1 mois de challenge pour réenchanter ma vie, Barbara Reibel, mai 2018
L'Appel, Priya Kumar, juin 2018
Au secours, mon enfant a des devoirs, Bernadette Dullin, août 2018
Prévenir et soigner l'inflammation, Docteur Catherine Lacrosnière, septembre 2018
Tout le monde ne raffole pas des brocolis, Camille Choplin, octobre 2018

Collection New Life dirigée par Valérie de Sahb

Un ouvrage publié sous la direction de Florence Sultan
Graphisme de couverture : Laetitia Kalafat
Lecture et correction : Alice Yonnet-Droux
Visuel de couverture : Shutterstock

34-36, rue La Pérouse, 75116 Paris
www.hugoetcie.fr

ISBN : 9782755640632
Dépôt légal : janvier 2019
Imprimé par Black Print

Minou Azoulai

NE TIREZ PLUS SUR L'HÔPITAL

Préface de Michel Cymes

La vraie vie des soignants et des patients

Hugo New Life

À ma mère…
À Raphaël et Nils

SOMMAIRE

Du même auteur

De père en père, Éditions Métailié, 1988

La Vie côté femmes, Éditions Payot, 1992

Murmures d'Alexandrie, Editions JC Lattès, 2001

Instants d'amitiés, Éditions La Martinière, 2000

Journal d'un médecin de banlieue, Éditions La Martinière, 2003

Petits arrangements avec la cinquantaine, Éditions La Martinière, 2013

Mille nuances de femmes, Éditions du Moment, 2014

Mes Années barbares, Éditions La Martinière, 2016

PRÉFACE DE MICHEL CYMES

Témoignages, portraits, tranches de vie... L'hôpital comme si vous y étiez.

Minou Azoulai a choisi ce que nous essayons tous d'éviter, du moins en tant que patients... une hospitalisation !

C'est pourtant la seule et unique façon de comprendre ce que nous vivons, nous, médecins, infirmières, aides-soignantes, brancardiers... Tous ceux qui participent à ce modèle de prise en charge que tout le monde nous envie.

D'ailleurs, c'est probablement au cours de mes quelques hospitalisations que j'ai mieux compris ce que ressentait le patient.

Celui qui attend le passage du médecin.

Celui qui est réconforté par les mots d'une infirmière, la douceur d'une aide-soignante.

Moi aussi, j'ai attendu, espéré, moi aussi j'étais déconcerté de ne plus avoir mes repères.

Être une fois dans sa vie de « l'autre côté de la barrière » permet de mieux appréhender les attentes des malades.

Mais il faut qu'eux aussi comprennent le désarroi du personnel soignant, ses souffrances, sa fatigue voire son épuisement...

Être soignant c'est soigner la souffrance des autres... Mais peut-on laisser la sienne au vestiaire le matin en arrivant et la reprendre le soir en partant ?

Bien sûr que non.

Encore faut-il pouvoir s'épanouir dans son travail.

Et surtout faire vraiment ce pour quoi on a choisi ce métier.

Empathie, compétence, bienveillance... Sans ces trois piliers, on ne peut exercer un métier dans la santé... Mais la bienveillance est aussi due au personnel soignant.

Parler de la déliquescence du milieu hospitalier est devenu tellement habituel qu'on n'y fait même plus attention.

La crise des urgences ? Le burn-out des infirmières ? Le ras-le-bol des aides-soignantes ?

Quand en avez-vous entendu parler la dernière fois ? Il y a huit, quinze jours... allez, un mois tout au plus ?

Minou Azoulai, par les témoignages qu'elle a recueillis, a su, pu montrer au lecteur ce qu'est la réalité du métier de soignant à l'hôpital.

Mais vous découvrirez, à travers les histoires personnelles, tous nos questionnements intérieurs...

Ce besoin de ne pas s'attacher au malade, pour tenir.

Le témoignage de ce médecin qui déclare que les patients se sentent délaissés quand il n'est pas à leur côté, alors que justement il travaille sur leur cas avec des confrères... Qu'il cherche la solution thérapeutique, mais pas forcément devant le malade.

L'hôpital est une ville, un état, un monde à part.

On y naît, on y travaille, on y connaît d'intenses moments de bonheur, on y pleure souvent... On y meurt parfois...

La société entière y passe un jour ou l'autre.

Mais l'hôpital est malade, très malade.

Minou Azoulai nous alerte à travers son livre, sans véhémence... Le malade est sous surveillance, mais il peut flancher... Le temps de la réanimation a démarré... Croisons les doigts pour qu'il s'en sorte.

Michel Cymes

AVANT-PROPOS

Chaque semaine, voire chaque jour, un article, un reportage, un livre ou une tribune fustigent notre système hospitalier. Ici les internes souffrent de trop travailler, les médecins pestent contre le manque de personnel et de moyens, là les infirmières n'en peuvent plus des multiples tâches qui les accablent. Dans un centre hospitalo-universitaire, les urgences sont si encombrées que les patients passent une ou plusieurs nuits sur les brancards. Ailleurs on signale des suicides, ou des incivilités. On crie haro sur une institution en crise, un système à bout de souffle. Et il l'est.

La nécessité de la réforme en cours est indéniable, mais cette obsolescence n'était-elle pas programmée ? Par le numerus clausus, la fermeture d'établissements en milieu rural, la désertification médicale et la nomination de technocrates chargés de diriger l'entreprise hôpital, comme on gère une banque ? L'argent roi fait loi. Le tout-économique s'impose.

Il serait salutaire d'en finir avec le déclinisme ambiant, pour rendre compte d'une réalité plus nuancée. Pour que cette rancœur quotidienne ne fasse pas exploser notre système, encore accessible à tous, et le meilleur au monde.

Ne jamais oublier que l'hôpital est d'abord le lieu de l'altérité. Le seul lieu où l'on accueille l'autre pour son bien, où les vocations résistent, où le dévouement des soignants est total.

L'hôpital ne remplit sa mission que grâce à ses vies qui le peuplent 24 heures sur 24, en affrontant une exigence croissante des patients.

Ces vies-là m'intéressent, j'ai envie de les rencontrer, parce qu'on ne les connaît pas, ou peu. J'ai envie d'être réceptive aux surprises, aux histoires de chacun et chacune. Écouter la fatigue des médecins, de tous les soignants, la peur, légitime, des malades. Laisser la place à l'émotion, la mienne, celle de mes rencontres.

Je raconte donc l'hôpital comme on fait un film, en partant en repérage, puis avec des séquences, des plans larges ou rapprochés, des moments drôles ou émouvants, des explications et des dialogues. Une manière de tenir une caméra subjective, ou une caméra-stylo.

J'ai choisi un hôpital public au cœur de Paris, aussi grand que l'hôpital européen Georges Pompidou, où l'on accueille tous les patients, dans les mêmes conditions financières et médicales que celles des établissements de l'Assistance publique. Cet hôpital, c'est Saint-Joseph et je remercie d'emblée le directeur et tout le personnel pour leur chaleureux accueil.

J'y suis allée comme on fait un long voyage, en immersion, avec une blouse blanche, pour être admise dans tous les services. Sans pour autant promettre de dépeindre un hôpital rose bonbon, entouré de nuages blancs. Sans subir aucune censure de la part de la direction ou d'autres cadres.

Ce livre n'a qu'une seule ambition, témoigner pour réhabiliter le meilleur d'un système en péril, sans en nier le pire, et rendre à l'humain la place que les chiffres lui volent, rapport après rapport.

REPÉRAGES

Le ciel est gris, le froid hivernal, en ce jour de printemps. Dans ma voiture, j'écoute la radio. Au micro un urgentiste répète, encore et encore, que le système va imploser, qu'il est à bout de souffle, les urgences, plus que saturées, il faut des réformes, des soignants, des moyens… Le ton est donné.

À quelques kilomètres de là, des milliers de contestataires battent le pavé, les uns agitent leurs pancartes, leurs drapeaux, d'autres portent, comme un étendard, leur blouse blanche. Une manifestante interviewée répond qu'elle est là pour eux, pas pour la CGT, ni pour les cheminots. Juste pour ces femmes et ces hommes, qui jour et nuit se préoccupent de notre santé. La rue gronde, le président de la République et le Premier ministre sont ailleurs, mais gardent un œil sur cette mobilisation, qui peut embraser leur projet politique, et le pays tout entier.

Jour de grève en France, jour ordinaire à l'hôpital où je me rends.

J'ai décidé d'y aller sans rendez-vous précis. Pour repérer les lieux, sentir l'atmosphère et glaner quelques impressions de ceux qui y vivent.

Le hall vitré est plutôt calme.

– Des grévistes ici ? répond le jeune homme, derrière le comptoir de la cafétéria. Je crois qu'il y en a quelques-uns… Les soignants n'ont pas le temps de faire grève, ceux que je vois en fin de journée ont l'air d'être épuisés. Mais s'ils le décident, ils collent un papier « En grève » sur leur blouse, dans tous les cas ils sont là et ils travaillent.

J'avance le long des galeries et des portes de chaque service. Une plaque en l'honneur de Jean-Paul Belmondo attire mon attention, il est soigné ici depuis son AVC, et a inauguré l'Institut de cicatrisation. Une autre plaque signale que Karine Le Marchand, l'animatrice de M6, a inauguré en décembre 2017 l'Institut français du Bodylift, destiné à lutter contre l'obésité.

Au centre de l'établissement, dans la grande cafétéria tout en verre, un homme d'environ 35 ans se concentre sur la machine à boissons, le temps d'une pause-café et d'une cigarette. Sourire franc, regard doux, fine moustache et petite barbe autour du menton. Stéphane est brancardier au bloc opératoire. J'entame la conversation, il s'y prête volontiers. Il aime l'hôpital malgré tout, il aime l'ambiance, l'idée de sauver des vies. Il a commencé son métier au Samu, où il a appris à tenir, allonger, porter et déplacer des patients mal en point. Il dit y avoir vu trop d'abus, des appels pour des petits bobos, de grandes frayeurs sans conséquence, des ambulances demandées pour un déplacement injustifié.

C'est aussi ce que déclare Bernard Tapie, dans une interview, à propos des transports sanitaires : « Quand je vois, à l'hôpital, des dizaines de taxis qui attendent du matin au soir les patients, en faisant tourner le compteur, tout ça parce que le taxi est remboursé à 100 %, on se fout du monde. Avant de se plaindre du manque de moyens à l'hôpital, commençons par faire le ménage dans ces gaspillages ». Je reconnais là toute la gouaille de l'ancien ministre, toute l'intuition de l'homme d'affaires, toute la colère d'un patient lucide.

Stéphane, donc… Depuis un an, il a intégré ce groupe, gagne le SMIC, mais ses collègues sont « sympas ». « Quant aux patients, ajoute-t-il en souriant, ils sont shootés sur le billard, ils ne sont pas vraiment embêtants. » Comme un gamin fier de ses gadgets, il me raconte avoir appris à manier les *bed-movers*, ces nouveaux lits connectés, acquis par l'hôpital soucieux de la sécurité de son personnel. Grâce à un joystick adapté, il télécommande la manipulation. Finis le mal de dos, les tensions musculaires, le lit peut être déplacé dans tous les sens, sans incommoder le patient.

– Du grand confort, précise Stéphane, parce qu'un lit médicalisé plus un patient, c'est tout de même un poids de 200 kg... Multipliez par des dizaines de manipulations par jour, c'est du lourd...

– Et comment vous sentez-vous dans cet hôpital ?

– Bien. Je connais le système par cœur, j'ai vécu six mois à l'hôpital Necker-Enfants malades, j'y ai accompagné mon fils, ils ont été formidables. Je pourrais aussi bien dire qu'ils étaient incompétents, mais non... Mon petit garçon est mort là-bas, emporté par la leucémie, je n'incrimine personne. Mais vous savez, chaque séjour à l'hôpital est particulier. Franchement, on ne choisit pas un métier dans la santé comme un autre métier. On peut visser des boulons ou servir des cafés pour gagner sa vie, mais quand on entre travailler dans un hôpital c'est pour autre chose, plus fort que l'argent.

Respect, je ne réponds rien.

Mais il reprend et s'emporte un peu...

– À côté de ça, j'entends des râleurs pester contre le personnel, parce qu'un jour une infirmière, qui avait ses règles, les a envoyés bouler. Ils ne se rendent pas compte du dévouement de ces femmes.

Je ne réponds toujours rien, mais là, pas respect. Les femmes, les règles... Il n'y a pas que les infirmières qui peuvent être désagréables, et il n'y a pas que les règles qui font de mauvaises infirmières. Passons.

Il est touchant, Stéphane, malgré ses douleurs cachées, le décès de son fils, malgré les morts ou les vivants qu'il trimballe chaque jour. Je suis sûre qu'il s'amuse avec ses bed-movers, qu'il parle à ses patients patraques. Son téléphone émet un *bip!* On lui demande de revenir au bloc, en rapportant des bas de contention pour un patient.

Fin de la pause-cigarette, il repart, emmenant son joli sourire. Je reste troublée en l'imaginant au chevet de son fils... Une machine à café peut aussi provoquer quelques moments furtifs d'émotion. À moins que ce ne soit celle de l'hôpital, à la croisée de tant de vies.

On entre à l'hôpital comme dans tout autre lieu public. Au sortir de la porte tournante, un agent de sécurité jette un œil, rapide, sur les sacs. Les futurs ou ex-patients, les visiteurs, ont tous une démarche déterminée. Ils savent où ils vont et pourquoi ils sont là. Les panneaux indicateurs des services et des unités posent, ici et là, des taches de couleur verte et bleue et des numéros, visibles par tout un chacun.

Le hall de verre a été construit autour des anciens bâtiments de cet hôpital en briques rouges et beiges, construit en 1878, et regroupant, entre autres, les établissements Notre-Dame de Bon Secours et Saint-Michel, la clinique Arago, un centre de soins, et l'hôpital Léopold Bellan. Une précision s'impose à propos de la clinique Arago. Elle est luxueuse, et comme bon nombre de cliniques chics et chères en France, elle prodigue les mêmes soins qu'à l'hôpital. Tous les médecins qui y exercent sont formés à l'Assistance publique, ils sont donc tous aussi compétents (ou pas), les plateaux techniques sont pointus. L'hôtellerie confortable fait toute la différence, généralement fastueuse, nantie de chambres spacieuses, parfois de suites inouïes selon la clinique, et de services impeccables. Les demandes particulières sont prises en compte, les soins et les soignants, triés sur le volet, répondent aux mêmes besoins des patients que partout ailleurs.

À travers les grandes baies, la chapelle s'impose et surplombe l'entrée publique, donnant sur la rue. Normal, ce sont des congrégations religieuses, à l'initiative de monseigneur Hulst, qui ont fondé cet établissement, l'hospitalité et le besoin de soigner chevillés à leur foi. Ils étaient d'ailleurs surnommés « les pieux », comme l'hôpital. Ses statuts lui permettent de recevoir des dons privés, tout en assurant les soins, dans les mêmes conditions financières et médicales que les établissements de l'Assistance publique. La grille des salaires est plus ou moins la même que partout ailleurs, mais la pratique privée n'y est pas admise.

À la cafétéria, une femme en blouse blanche est assise devant son gobelet de café en carton. Son corps semble se relâcher, mais son regard reste vif. Je l'approche, m'installe en face d'elle, en lui demandant de m'excuser pour mon aplomb, et en résumant mon projet. Elle sourit. Elle est médecin et sort d'une intervention au bloc opératoire. Je lui explique mon scepticisme sur le fait que tout semble si noir dans les hôpitaux français, et que peut-être ici, c'est mieux…

– Oh ! détrompez-vous ! C'est pire qu'ailleurs. J'y suis depuis sept ans. Ils font une très bonne communication, mais le management est terrible. Rentabilité à tout prix. On embauche des médecins en post-internat, donc jeunes, en CDD renouvelable, et en fin de contrat on les congédie. Depuis que j'exerce ici, j'ai assisté à sept mises à pied. Quand j'ai commencé, nous étions un médecin par salle, aujourd'hui, une même anesthésiste prend en charge deux ou trois salles, quand elle ne remplace pas une infirmière manquante.

CQFD ? Pas sûr, on sait aussi que de jeunes médecins quittent l'hôpital, pour s'installer dans le privé, plus tranquille et plus rentable.

Une amie de mon interlocutrice vient d'arriver, fin de la conversation, je m'éclipse pour ne pas gâcher leur temps de pause.

Je suis revenue trois heures plus tard, vers 19 heures. Sous la même pluie. Je suis conviée à la conférence médicale d'établissement mensuelle (CME), pour rencontrer quelques chefs de service, ou leur représentant, et des cadres administratifs. Ils arrivent l'un après l'autre, au total une bonne vingtaine de personnes. Ils prennent au passage un fruit, un paquet de biscuits ou une bouteille d'eau, ce qui laisse supposer que certains d'entre eux sortent d'une longue journée, et qu'un petit en-cas les aidera à tenir durant ces deux ou trois heures de réunion. Cette conférence est nécessaire à la mise à jour collective des moyens, des dépenses et des besoins de chaque service.

Le Dr Priollet, en charge de cette CME, me demande de préciser mon projet. Une petite moue dubitative en face de moi, une remarque à ma droite : « Que fait-on du secret médical ? »

Ma réponse ?

– Il sera respecté, j'ai la liberté de pouvoir changer les noms de ceux qui veulent rester anonymes. L'important c'est votre vie quotidienne parmi vos collègues, votre charge de travail et vos liens avec les patients.

Le Dr Éric Raymond, chef du service d'oncologie, prend la parole :

– Enfin un projet positif! Ce qui nous pose problème à nous, soignants, c'est que si on n'est pas auprès du malade à chaque instant, il se sent délaissé, il pense qu'on ne s'occupe pas de lui ; or quand on n'est pas près de lui, on continue de penser à son cas, à sa guérison, à sa famille. On se réunit régulièrement pour en parler, évoquer chaque dossier. Mais tout cela, les patients ne le voient pas, j'espère que vous pourrez le transmettre.

La conférence reprend, on épluche chaque poste, chaque demande de moyens, les remarques ou les revendications sont exprimées librement, étudiées ou reportées à la prochaine réunion.

Le lendemain, rendez-vous informel avec le Dr Loriau, chef du service de chirurgie digestive. Il est alerte, aimable et m'accueille téléphone à l'oreille. Après avoir longé les couloirs du service, qui compte quarante-six lits, y compris la gastro-entérologie, nous nous entretenons dans son bureau. Il opère deux jours par semaine, assure deux jours et demi de consultation, sans compter les urgences…

– L'équilibre est rétabli dans cet établissement, qui a connu de lourds déficits, mais on doit tout optimiser. Reste que le système hospitalier, en mourant, va tuer ses acteurs, s'il demande toujours plus d'activités.

– Vous sentez-vous vraiment sur une corde raide, comme je le lis partout ?

– La consommation accrue de soins nuit gravement aux soignants. Les patients sont plus exigeants, mais les jeunes qui commencent une carrière hospitalière prennent en compte leur vie privée. Ils ont sans doute raison, ils feront moins d'accidents cardio-vasculaires.

Il me propose d'assister au staff hebdomadaire du jeudi, pour rencontrer l'équipe et me mettre un peu dans le bain. Nous passons au bureau de Chantal et Assia, infirmières référentes, travaillant ici depuis plus de vingt ans. Chantal en chirurgie digestive, Assia en gastro-entérologie. Sourires, poignées de mains chaleureuses et énergiques, « vous tombez au bon moment », disent-elles d'emblée. Tout au long de leur carrière, elles ont engrangé des centaines d'anecdotes, au point de pouvoir en faire un livre... Nous en rions, Chantal sort alors d'une chemise bleue une grosse liasse de papiers, ce sont tous les commentaires de patients passés dans le service. « Des compliments, des critiques, des suggestions, précise Chantal, on les garde précieusement pour nous améliorer. »

Reste que leur mission est essentielle : faire le lien patients-soignants, veiller aux commandes et à la gestion du matériel, au respect des protocoles et des nouvelles procédures, encadrer les jeunes infirmières.

– On se reverra, dit Chantal en se levant, maintenant on doit filer en réunion.

LE STAFF

Jeudi 8 h 30.

Je repasse la porte tournante de l'entrée de verre, ouvre mon sac pour le contrôle. Le soleil pointe son nez aujourd'hui, et comme tous les Parisiens, les soignants n'ont qu'une envie, être dehors. Ils sont nombreux en blouse blanche, tenant à la main le premier, le deuxième ou troisième café de la journée, devant l'église, sur le parvis duquel ont été installées quelques tables. Un patient, plutôt grand, cheveux blancs bouclés, a une démarche traînante dans ses mocassins de cuir noir. Il est en bermuda bleu marine — de la poche duquel dépasse un paquet de cigarettes — et tee-shirt beige, bracelet orange en plastique autour du poignet, il compte dans sa main ce qu'il lui reste de monnaie pour payer son café et sa bouteille d'eau pétillante. Un autre homme, aussi grand que lui, le salue en passant. Lui porte un pantalon de pyjama et un pull bleu marine. Avide d'une bouffée de vie, il balaye le hall de son regard, puis feuillette les magazines rangés dans leur casier. À la caisse, la queue s'allonge, deux infirmières s'esclaffent, tandis que les trois autres gardent leurs yeux rivés sur leur portable. Je remarque aussi, le long des allées de l'hôpital, des patients traînant leur potence de perfusion d'une main, et fumant de l'autre. Cette vision est étrange, elle me fait un peu mal à la raison, mais je la verrai tous les autres jours.

Au deuxième étage, j'entre dans la salle de réunion où se déroule le staff. Externes, internes, infirmières, médecins, chirurgiens, ils sont tous autour du Dr Loriau, face à l'écran central, sur lequel défilent les dossiers introduits par un interne. Première surprise, une majorité de femmes, plutôt jeunes, coquettes, comme celles qui portent des boucles d'oreilles ou du rouge à lèvres. Preuve que la médecine s'est bien féminisée depuis quelques décennies. Mais pas le mot médecin. Pas de féminin ! Avis aux Académiciens, parce que franchement, avec « doctoresse », je pense à « ogresse », on est dans la désuétude absolue. Ou le déni... D'autre part je découvre, par un dictionnaire en ligne, que l'anagramme de guérison est… soigneur !

Deuxième surprise, deux médecins de la Sécurité sociale prennent part à la réunion. Ils viennent faire un point avec l'équipe, et exposer le coût réel des arrêts de travail. Ou comment le social entre à l'hôpital, avec une remarquable minutie.

Calculette contre stéthoscope ? Les jours retenus, les jours payés, les liens avec la médecine de ville, tout est passé au crible par la Caisse primaire d'assurance maladie. Je ne connais pas de meilleure démonstration pour comprendre que la santé publique a un coût que les patients ignorent, et qu'elle est une véritable préoccupation dans le pays, bien que fonctionnarisée et sous surveillance constante. Cela pourrait ressembler à une pression sur les activités de l'hôpital. Ou tout le contraire : à l'assainissement de l'économie de la santé, auquel chaque praticien se doit de participer.

Lors de ce staff, tout le monde reste attentif. Même si l'un des médecins présents explique que les malades sortent avec un arrêt de travail, que certains d'entre eux ne le respectent pas, et s'empressent de le faire allonger par leur généraliste. Une autre demande, pertinemment, si les employeurs sont informés de ces règles, s'il ne faudrait pas aussi en discuter avec les entreprises…

Sans entrer dans le détail, il faut savoir qu'en enlevant une seule journée à l'arrêt de travail de chaque assuré, on réduit de trois millions d'euros la facture pour la caisse d'assurance maladie. Les représentants de la Sécurité sociale demandent donc à l'équipe hospitalière de joindre à leurs dossiers des fiches-repères, pour chaque malade, chaque pathologie. Approbation générale. L'exposé se conclut par l'adoption d'une « paperasserie » supplémentaire.

– Encore faut-il expliquer cet aspect des choses aux médecins de ville, et aux employeurs, rétorque un chirurgien.

– Nous allons les voir un par un, nous leur expliquons les mêmes choses qu'à vous, réplique la représentante de l'assurance. Cela permet de favoriser et améliorer les prises en charge ambulatoires. D'autant que les Parisiens ont droit à plusieurs aides après une hospitalisation lourde, et ils ne le savent pas.

De fait, la Sécurité sociale régule totalement le système de santé publique. Toute la « consommation » médicale y est notée, tracée, acte par acte, pour chaque établissement, chaque pathologie, au jour près. Vice ou vertu ? Manie de technocrate, ou le même Big Brother qui s'enquiert de nos vies et nous met en fiches depuis la révolution numérique ?

– On subit toujours plus de pressions, répond le Dr Loriau, même sur les arrêts de travail qui ne dépendent pas que de nous, mais rien n'est simple. C'est peut-être le prix à payer pour préserver le système. Tous les voyants sont au rouge. Les dérapages rapportés ici ou là peuvent se généraliser. Il faut vraiment faire attention.

Après cette intéressante incursion administrative, la chirurgie reprend ses droits. Un externe présente un dossier, une obligation pendant son stage de quatre mois dans le service.

Le jeune homme est intimidé ; son exposé, un peu poussif, concerne un homme de 45 ans, atteint d'un cancer à l'estomac. Portrait médical du patient, détails des examens clinique et biologique. Le Dr Loriau lui demande d'être plus rapide, plus concis, tout en le félicitant pour son travail. Difficile de parler devant un aréopage de spécialistes, de montrer que l'on sait beaucoup de choses en troisième année de médecine. C'est pourtant la règle, il est capital pour un médecin de maîtriser la parole, de donner des explications claires à ses pairs, ses patients et leurs familles. « Message simple et clair pour les patients, lui précise le Dr Loriau, grandes lignes médicales pour nous, professionnels, qui savons déjà… »

L'ambiance est détendue, malgré les pathologies lourdes inscrites dans les dossiers très détaillés. Moyenne d'âge des malades opérés ou consultés cette semaine-là : entre 75 et 98 ans. « C'est grave et vieux », remarque le Dr Loriau, en souriant, tandis que l'anesthésiste, près de moi, me murmure que bientôt ils prendront en charge des centenaires. La France vieillit, les actes se multiplient, tout va dans le sens de la rentabilité !

Je note que chaque cas est commenté avec beaucoup de bienveillance, parfois le patient est présenté par son prénom.

Une transfusion en urgence ? Une sortie problématique ? L'assistante sociale ou la secrétaire médicale passe aussitôt un coup de fil et lance l'organisation logistique. Un homme de 92 ans, trop agité, a été attaché à son lit, un médecin préconise son retour chez lui, si son état postopératoire le permet, ce qui calmerait sans doute son excitation. Coup de fil de l'assistante sociale… L'affaire est réglée en moins de vingt minutes. À ma gauche, on me souffle qu'à cet âge-là, rien de mieux que l'environnement familial, pour adoucir les suites opératoires.

– Ici, ils s'affolent, ils perdent leurs repères, même si on est tous très gentils avec eux. L'ambulatoire est nettement préférable, et croyez-moi c'est l'hôpital de demain.

Notre aparté est interrompu par des rires, le cas du boulanger du quartier est étudié. « Celui qui fait ces excellents croissants caramélisés, qu'on a tous eu l'occasion de goûter » ajoute une chirurgienne en grignotant une biscotte.

Dossier suivant, l'annonce d'un décès survenu cette nuit, en réanimation. Le Dr Loriau prévoit d'y passer après la réunion. Le staff continue jusqu'à environ midi. Chacun regagne ensuite son bureau ou son poste.

En repartant je m'assois au soleil, pour repenser à ce staff.

À une table voisine, un homme est complètement tordu sur son fauteuil roulant. Je suis à quelques mètres de lui, il est de dos, je ne vois donc pas son visage, mais il semble avoir l'âge de sa maladie. Attablé à la cafétéria, il essaie de se stabiliser, en vain, son corps ne répond pas à ses efforts. Deux infirmiers passent, s'approchent de lui et le redressent. Il les remercie, mais voilà qu'il veut attraper la bouteille d'eau placée devant lui. Impossible. Une femme, non loin de lui, se lève pour l'aider. Son pull tombe, il a du mal à reposer la bouteille devant lui, il se tord un peu plus à chaque mouvement.

La scène de cet homme qui se veut autonome à tout prix est terrible. Pas envie de m'attarder, je sens que j'aurai mon content d'images difficiles. Après tout, je reviens dans trois jours pour plonger dans le grand bain et je ne pense pas être au bout de ma peine.

À L'ÉPREUVE DE L'INTIME

La scène est cinématographique, elle pourrait être montée au ralenti. Elle me fait penser à des films de Bergman, ou des peintures du dix-neuvième siècle. Jessica est jolie, à peine trente ans, grande, blonde, longs cheveux tenus par une pince. Son uniforme bleu laisse deviner un corps longiligne et musclé. Il en faut, du muscle, pour procéder à la toilette des patients. Elle s'approche doucement du malade, lui dit bonjour, pose sa main sur son épaule et attend un signe de lui. Mais Mounir émet un son à peine audible, il dort encore, shooté par les médicaments.

– Mounir, vous allez m'aider ? On va faire votre toilette.

– Bonjour, répond Mounir dans un souffle.

Jessica le déshabille. Elle trempe un gant jetable dans la bassine d'eau tiède, posée sur la table roulante, et lave les épaules de Mounir. Elle lui demande de soulever son buste, de tenir sur le côté droit, pour atteindre le dos, les fesses, l'entre-jambes, et descendre jusqu'aux pieds. Les gestes de l'aide-soignante se font plus lents, pour contourner, avec précaution, les poches et les tubes posés sur l'abdomen du patient. Jessica parle, explique ses mouvements, essaie de savoir s'il a mal, froid, s'il a soif ou faim. Non, dit-il. Sûr qu'elle ne peut pas lui faire mal, la toilette se déroule dans une extrême douceur. Mounir se laisse caresser par les doigts gantés de Jessica, comme un enfant qui s'abandonne aux mains maternelles. Puis elle le rase, le bas des joues, le menton, là encore avec d'infinies précautions pour ne pas le blesser.

Mounir est revenu dans ce service depuis deux semaines, parce qu'une compresse a été oubliée dans son ventre, lors de la première intervention. Il s'en remet doucement. Et pourtant il va mal, Mounir, ensuqué par un traitement lourd d'anxiolytiques et de neuroleptiques. Parce que cet homme d'âge mûr ne l'est pas vraiment. Il est psychotique, son esprit vacille au point qu'il hurle « maman », jour et nuit, même quand on croit qu'il dort. Il dérange les patients des autres chambres, mais Jessica l'adore, elle ne le fait jamais taire.

– Quand il retrouve ses esprits, me précise Jessica, il dit bonjour, merci, ça va... Il me sourit, et après la toilette, souvent il se rendort, sans plus parler. Il profite du bien-être, éphémère, certes, mais il est si doux et si triste. Je fais toujours attention de ne pas brusquer le corps. Je parle beaucoup pendant les toilettes, pour faire oublier les douleurs corporelles, et je veille à ce que l'eau soit toujours tiède. C'est un moment de répit, on n'est plus dans le médical. Un malade a besoin d'être cajolé, sauf s'il est odieux évidemment. J'adore le nursing, je les masse quelquefois, je les mets au fauteuil, mais j'avoue que je déteste donner à manger, j'ai peur d'une fausse route.

Touchante Jessica. En parlant de Mounir, elle a les larmes aux yeux. En sortant de sa chambre, elle lui souhaite un bon repos, et promet de revenir plus tard.

Dans le couloir elle s'adosse au mur deux minutes, pour se détendre de l'effort musculaire.

– Mounir est adorable, je n'ai aucun souci avec lui, mais si un patient ne veut pas être touché par une femme, j'appelle mon collègue Moktar qui prend le relais. Cela dit, je rencontre aussi des malades agressifs, leur angoisse se retourne contre nous, avec les médecins ils n'osent pas... Un jour, un homme m'a envoyée paître pendant la toilette, j'ai aussitôt alerté le chef de service qui était dans le couloir ; il l'a engueulé et tout s'est bien passé après. Pire : je dois donner à manger à un vieux monsieur de 91 ans; je lève la cuillère de purée, il me dit : « Ta purée tu te la mets dans ta chatte », et dans la foulée me demande de lui faire une gâterie. Ma collègue infirmière Martine l'a recadré vite fait. On en a beaucoup ri ensuite...

– Cela arrive souvent?

– Non, heureusement. Vous savez, je donne beaucoup aux patients, comme dans la vie, je crois que j'aime qu'on m'aime. Je m'attache facilement. J'ai commencé ici à 20 ans, comme agent hospitalier, c'est-à-dire que je faisais le ménage. La première chose que l'on m'a dite à mon arrivée : « Tu es mignonne, fais gaffe à toi, surtout avec les brancardiers, ils ne se gênent pas pour draguer ! » C'était drôle ! On peut aussi plaisanter et se détendre. Franchement je suis bien où je suis, j'ai du plaisir à retrouver mes collègues chaque matin, même si aujourd'hui je me pose des questions sur nos conditions de travail. C'est dur... Je n'ai pas envie d'être infirmière, de reprendre des études. Le soir je trouve la paix auprès de mon compagnon, et tout s'envole dès que je reprends ma fille à la crèche. Ramener mes soucis professionnels à la maison ne sert à rien, mes collègues les comprennent mieux que quiconque. Mais je dois dire que l'on s'écoute peu dans ce métier, on néglige notre santé, au point qu'une infirmière en est morte, à force de ne jamais prendre le temps de consulter.

Dans la chambre suivante, Jessica ne s'attarde pas, elle en ressort un peu paniquée, la patiente est au bord du malaise, elle ne veut pas qu'on la touche. Martine suit Jessica, prend la tension de la femme ; à deux elles parviennent à la rassurer. Elle se ressaisit. Jessica retrouve le sourire, entreprend la toilette, et demande à Martine de ne pas trop s'éloigner.

– Parfois je me stresse pour peu de choses, je suis prête à imploser, alors que ce métier me donne beaucoup d'assurance. Il faut croire que l'angoisse des malades est communicative. À moins que ce ne soit la mienne qui grandit…

Jessica et Martine sont en binôme dans le service de chirurgie digestive, là où de nombreuses complications postopératoires peuvent survenir. Parce qu'elles touchent l'intime de l'intime, les organes centraux de notre corps, ceux qui nous permettent de manger et éliminer. Alors oui, le patient lutte pour maîtriser sa dignité, ou du moins celle de son corps. Fragile, livré à des mains inconnues, des regards étrangers, il a plus que jamais besoin d'empathie, pour recouvrer les forces de son esprit. Le toucher c'est l'apaiser, l'aider à supporter la douleur physique, à laquelle s'ajoute la douleur émotionnelle d'offrir à une inconnue la vision d'un corps malade, diminué. Une mission essentiellement dévolue aux aides-soignantes, qui assurent aux malades un confort minimum, ce qui met à l'épreuve leur propre pudeur ou leur sensibilité.

Les chirurgiens ou les médecins délèguent souvent leur examen clinique à des instruments sophistiqués, ou des examens complémentaires, pour comprendre l'origine d'une maladie. J'ai vu très peu de chefs de service soulever le drap de leurs patients, prendre le temps d'examiner une cicatrice ou en palper les environs. La plupart du temps, ce sont les internes qui s'en chargent ; après un récit détaillé de l'évolution médicale, le chirurgien ou le médecin en chef posent quelques questions… et puis s'en vont !

TANIA,
LE DÉSIR EMPÊCHÉ

Parfois ils tournent les talons trop vite. Tania a donc décidé de tout noter, les questions comme les réponses. Pour ne rien oublier, pour tenter de maîtriser ce corps qui lâche. Lors de la visite médicale, elle veut absolument savoir quand elle pourra rentrer chez elle. Le médecin lui demande encore un peu de patience. Tania boude, recoiffe nerveusement de sa main ses cheveux coupés courts, ajuste ses lunettes. Certes elle peut paraître obsessionnelle, mais elle souffre beaucoup. Or elle passe, injustement, pour une râleuse, voire une emmerdeuse auprès de certains soignants.

Il faut dire qu'à 40 ans, les maux de son corps l'empêchent de travailler depuis deux ans. Tania est chercheuse en linguistique, plus précisément en langue des signes, fascinée depuis toujours par le langage corporel. C'est évidemment là que le bât blesse, son corps s'étiole, la voici vulnérable, irritable. Elle se souvient de « sa » première fois, en arrivant aux urgences d'un hôpital de banlieue, elle hurlait de douleur, agaçant fortement le chirurgien, qui l'examine et lui lance « je ne soigne pas les malades qui hurlent ». Merci docteur pour ce manque de tact… On la calme, elle rentre chez elle. Pour mieux revenir en consultation, quelques mois plus tard, faire « un état des lieux », et parce qu'elle a envie d'avoir un enfant.

Le choc est terrible…

Tania doit subir une hystérectomie, à cause d'une tumeur aux ovaires. « J'ai beaucoup pleuré, mais a posteriori, ce désir d'enfant m'a finalement sauvé la vie. Du moins je l'espère, car entre-temps je suis repassée sur le billard pendant six heures. Cancer, chimio. Jusqu'au week-end dernier : occlusion intestinale, nouvelle intervention. »

Conséquence : une stomie (une poche de recueil des selles) collée au corps, une sonde urinaire, un cathéter sous la peau et le moral en miettes. Sa vie quotidienne est désormais rythmée par ses allers et retours à l'hôpital, sa fatigue, son blues et son désarroi…

– J'ai un corps bionique, me confie-t-elle, il ne se vit plus, je le délègue à des objets de toutes sortes. Plus de vie sexuelle, plus de liberté de mouvement, plus de projet à long terme. Heureusement j'ai des amis, et j'ai rencontré ma compagne, il y a quelques mois, dans une réunion LGBT (lesbiennes, gays, bisexuels et transgenres). Je reçois plein de câlins et d'amour, elle m'insuffle sa joie de vivre ; grâce à elle, je résiste jour et nuit à ce corps qui fuit. Mes parents ? Ils ne pensent rien. Je ne vois plus ma mère, elle est phobique, pleine de tocs, homophobe. Mon père est mort… De toute façon je les ai quittés à quinze ans, pour étudier en pension, et m'extraire de leur couple infernal.

Je promets à Tania de la retrouver quinze jours plus tard en chimio. Ou plus tard encore, car la semaine suivante, elle m'envoie un SMS pour me dire qu'elle doit interrompre sa chimio pour enlever sa stomie et passer une IRM. Or son oncologue juge cet examen inutile, les migraines de Tania sont dues à sa légitime anxiété, mais il préconise une pause thérapeutique pour qu'elle souffle un peu.

VISITES DE GROUPE

En sortant de la chambre de Tania, je retrouve un couloir encombré de chariots, pour la toilette, pour les médicaments, les perfs, les tensiomètres, le linge sale, les repas. Sans compter les ordinateurs sur roulettes, que chaque soignant pousse devant lui, en notant systématiquement le moindre détail de son intervention ou de son observation. À l'hôpital c'est comme dans la vie, nous sommes tous fichés, tracés. La rigueur médicale est peut-être à ce prix…

Si je devais faire une seule photo de l'hôpital d'aujourd'hui, ce serait celle-ci : une femme en blouse blanche trônant près du bras numérique (et armé) de l'administration, l'ordinateur. Oubliés le cliché du médecin avec son stéthoscope, ou l'infirmière tenant sa seringue ou son pilulier.

Les patients sont peu conscients du ballet incessant qui jouxte leur chambre, même si leur porte reste ouverte. Pas sûr qu'ils en soient curieux, ils ont d'autres choses auxquelles penser. Dans leur enveloppe corporelle endolorie, ils se sentent seuls au monde, enfermés dans leur maladie ou leurs souvenirs d'un monde meilleur. Ce qui n'empêche pas les soignants de réagir immédiatement à leur sonnerie ou à une demande particulière. Martine, infirmière quinquagénaire, chaleureuse et rieuse, me raconte, tout en étant penchée sur son ordinateur, que la fille d'un patient hospitalisé récemment a demandé une perceuse pour faire un trou au mur de la chambre, et accrocher une photo à laquelle tenait son père. Demande extravagante, mais pas unique.

Une malade l'a même appelée, un jour, pour qu'elle lui remonte sa couverture ; or elle pouvait le faire elle-même, puisqu'elle n'avait pas encore été opérée.

L'hospitalisation a des effets surprenants sur les patients. Jeunes ou âgés, ils changent de vie, découvrent l'importance de leur propre corps et prennent conscience qu'il doit être entretenu et préservé.

– Notre meilleure parade est l'indifférence. Quand je sens l'agacement et que je n'arrive pas à piquer, j'appelle une collègue, sans éprouver un sentiment d'échec, car si j'insiste ce serait de la maltraitance. Pas toujours faciles, les malades ! J'en ai vu, dit-elle, qui une fois installés dans leur chambre, même à 2 heures de l'après-midi, se mettent en pyjama et n'en sortent plus. Leur corps ne leur appartient plus, ils sont conditionnés et endossent le statut de malade. Ou redeviennent des enfants, je ne sais pas…

L'angoisse se niche n'importe où, n'importe comment… Entrer à l'hôpital signifie renoncer, pour un temps, à une bulle quotidienne, une famille, une profession, une ville, un chez-soi, tout un paquet d'habitudes et de normes rassurantes. Cette peur archaïque de ne pas se réveiller après une opération, alors qu'aujourd'hui les anesthésies sont de plus en plus légères. Et ce fantasme, pour les plus âgés, qui croient que l'hôpital est l'antichambre de la mort. Ce qui est parfois fondé.

Le contraire existe aussi, pour ceux qui n'ont ni famille, ni environnement protecteur : ils se laissent prendre en charge et posent, pour un temps, un gros sac de solitude et de peurs.

Tout est dans la nuance, dans le cas-par-cas, aucune généralité ne tient face à la maladie.

La visite des médecins peut commencer, ils sont tous là, un chef, deux internes, un externe, une ou deux infirmières. Tous penchés sur leurs ordinateurs. Ils passent d'une chambre à l'autre, tenus au courant de chaque cas par une interne. Deux ou trois questions, de temps en temps des mots rassurants pour les plus fatigués, ou pour ceux qui ont hâte de sortir.

On s'arrête devant une chambre, l'interne informe le groupe que la patiente alitée a été opérée il y a quinze jours ; on lui a inséré une puce sous la peau pour complémenter sa perfusion. Une sortie et une hospitalisation à domicile sont envisagées. Le groupe entre dans la chambre, à la suite du chirurgien. Ce dernier demande à la femme allongée si elle est attendue chez elle, si ses enfants vont l'entourer. Oui, répond-elle avec le sourire, tout est prêt pour l'accueillir. Après quelques questions techniques sur la douleur et l'état général, elle obtient son visa de sortie.

Dans la chambre suivante, le cas est plus complexe. La femme assise sur son lit a un visage émacié, ridé, visiblement marqué par l'alcoolisme. Son regard s'agite, ses yeux bougent tout le temps. Opérée d'une tumeur cinq jours plus tôt, elle est persuadée d'avoir été victime d'une appendicite, et surtout, d'une voix aiguë, elle se dit aveuglée par quelques flashes, et voit des petites bêtes se promener autour du détecteur d'incendie, au-dessus de sa tête. En aparté, le chirurgien s'informe auprès de l'interne, se demandant si ces hallucinations sont dues au manque d'alcool ou aux médicaments. Il enchaîne en chuchotant une autre histoire de patient qui déclenche un fou rire général.

Soudain, un grand bruit. Martine et Jessica filent comme des flèches pour vérifier sa provenance, elles reviennent rassurées : ce n'est qu'un balai qui a glissé d'un chariot. Autant dire que leur vigilance permanente est leur seconde nature.

Jessica s'approche du groupe pour signaler que la patiente suivante râle du matin au soir. Elle est désagréable et accuse les médecins de « la mener en bateau », qu'il serait temps de la laisser sortir de « cet hôpital à la noix »... Personne ne réagit, l'interne esquisse un sourire.

La visite de groupe, quotidienne, continue. Elle est nécessaire pour faire un point sur l'état de chaque patient, son évolution, sa guérison, les suites postopératoires ou les complications. Les sorties du jour ou du lendemain, les entrées du matin ou de la veille, que récapitule minutieusement Chantal, l'infirmière référente. Une femme charmante, toujours souriante, mais qui peste quand tous les lits sont occupés, quand il manque une infirmière ou une aide-soignante, et que l'organisation du service se dérègle aussitôt.

– On peut puiser dans un fichier d'infirmières vacataires, mais elles sont prises, ou refusent ma proposition pour d'autres raisons. À croire qu'elles ne veulent pas travailler à l'hôpital. Entre les 35 heures, les RTT, les repos et les vacances, on est à flux tendu, tout le temps. C'est épuisant et risqué pour les patients.

Il faut dire qu'elle subit plus que quiconque la dictature des chiffres. Chantal reçoit chaque jour les indicateurs d'activité ou de qualité. Il faut que ça roule ! Elle jongle entre les soignants présents, les rappels à l'ordre pour ne pas employer trop d'intérimaires, les internes qui n'aiment pas recevoir d'ordres, les tensions dans l'équipe. Elle adore son travail, mais il lui arrive aussi de participer au nettoyage des chambres en cas de panique à bord.

– Si un décès survient c'est pire encore, on éprouve, parfois, une grande peine de voir mourir une personne. Je me souviens de cette jeune malade, mère de deux enfants, c'était poignant. Nous avons toutes pleuré dans notre salle. J'ai deux filles, comme elle, je me suis aussitôt projetée. Il a fallu très vite digérer notre peine, pour continuer les soins des autres.

Elle ajoute une note plus joyeuse : sa meilleure amie est une patiente, qu'elle a soignée lors de son premier poste. Depuis, elles ne se sont plus quittées et passent une bonne partie de leurs vacances ensemble.

Chantal s'interrompt, son téléphone sonne toutes les deux minutes.

Elle doit repasser au poste de soins pour consulter le tableau des sorties ; l'ambulancier est déjà là… « Oh non ! s'écrie-t-elle, trop tôt ! La patiente qui rentre chez elle n'est pas prête. » Quinze minutes plus tard, une autre alerte, un malade est prévu pour une sortie. Mais non, c'est une erreur ! Chantal s'affole, donne l'alerte, et rectifie aussitôt le programme.

En passant dans le couloir, je remarque une femme qui pourrait avoir 50 ans… ou 70 ans. Assise sur une chaise, le regard parti au loin, elle est vêtue d'un pyjama d'hôpital et caresse, presque mécaniquement, un chat en peluche blanche posé sur son épaule. Je l'ai revue le lendemain, à la même place, habillée cette fois, de vêtements plutôt colorés et chaussée de godillots Doc Martens, la peluche n'est plus sur son épaule, elle l'a sans doute rangée dans l'un de ses deux sacs à dos rebondis. Elle m'a regardée fixement, sans me voir… Est-elle vraiment prête à sortir ? Je ne le saurai pas.

Les postes de soins sont les lieux stratégiques de chaque service. Les soignants y passent pour effacer le nom d'un sortant, ajouter celui d'un entrant. Sur les murs, des affiches pour des conseils pratiques, la prise en charge de la douleur, le repérage d'un AVC, les avis de formation, une rupture de stock d'un médicament, le planning opératoire des chirurgiens et celui des soignants.

Une femme en colère interpelle une infirmière en restant sur le pas de la porte. Son mari est alité, elle n'a vu aucun médecin depuis deux jours qu'il a été opéré ; une aide-soignante, à l'autre bout du couloir, l'a carrément envoyée bouler, en lui lançant que sa voix grave la dérangeait. Monique, l'infirmière, sourit de cette anecdote, elle promet de réprimander la fautive, calme la femme et lui propose de sortir se détendre dans le jardin. Promis, elle verra un médecin à son retour.

LA PAUSE-CAFÉ

L'antre des soignants dans cet hôpital, leur refuge pour la pause-café du matin, vers 9 h 30 (la journée a commencé à 7 heures ou 7 h 30), est une petite salle, en longueur, aménagée avec un four à micro-ondes, un placard de vaisselle et une table centrale.

Ce moment où l'on se restaure, d'un thé ou d'un café chaud, de pain frais ou de croissants, est essentiel, précieux, pour souder leurs relations. On s'autorise quelques invectives contre l'administration, ou contre des patients « chiants », on évoque une situation difficile dans le service, un problème de famille. Mais plutôt que de se plaindre de la fatigue ou des pressions, on s'aère en parlant des vacances, de lectures, d'une émission de télé ou d'un film.

J'avoue que l'ambiance d'une équipe solidaire, comme celle qui gravite autour de Chantal, est réjouissante. Ce rituel du matin leur est nécessaire, revigorant, sauf urgence bien sûr. Le dimanche, le chef de service ou le médecin de garde les rejoignent et ne rechignent jamais à servir le café, le déjeuner ou laver les couverts.

À d'autres étages de l'hôpital, j'ai connu des détentes plus froides, plus calmes ou franchement tendues. Chacun ou chacune se contentant de manger ou boire, sans se préoccuper des autres, juste pour s'asseoir et reprendre un second souffle. Pas de quoi remonter le moral.

C'est dans ce lieu de lâcher-prise que j'ai rencontré une infirmière, qui m'a raconté une anecdote, proche du gag. Elle s'occupait d'un vieux monsieur, qui ne cessait de pester contre la nourriture de l'hôpital où elle travaillait précédemment. Un soir, toujours ronchon, il vomit, et, catastrophe, son dentier part avec ses vomissures, mais l'infirmière ne s'en aperçoit pas tout de suite. Il lui a donc fallu, après-coup, signaler la disparition du dentier et le faire remplacer... Fou-rire général, libérateur. Martine enchérit : elle évoque une patiente que tout le monde a connue ; une fois installée dans sa chambre, « la bonne femme n'a rien trouvé de mieux que d'allumer sa clope... C'est pas mal non ? Et celle qui s'aspergeait de parfum dès qu'on avait le dos tourné, odieuse ! » L'humour aussi est une défense !

En quittant l'hôpital, en début de soirée, je suis surprise par la lumière du jour et l'air du dehors. En partant vers le métro, il me faut un bon moment avant de m'apercevoir que je n'ai pas retiré ma blouse. Pause. Je l'enlève et la range dans mon sac.

Je respire longuement, heureuse de quitter l'atmosphère hospitalière étouffante, et surtout d'échapper à une odeur prégnante qui me collera longtemps à la peau, ce mélange d'humeurs corporelles, de médicaments, de maladies et de produits de nettoyage. Les soignants reconnaissent ne plus la sentir ; seuls des images floues, multiples, ou des visages de patients encombrent leur esprit. Ou encore quelques réflexions excédées, qui provoquent des tensions dans l'équipe. Elles semblent inévitables comme dans tout univers confiné, qui plus est lorsqu'un geste peut s'avérer fatal, ou si la peur de mal faire s'en mêle, sous l'œil inquiet des patients et de leurs familles.

La concentration est telle que j'ai l'impression d'être restée plusieurs jours dans le service. Comment font-elles, les infirmières, les aides-soignantes, qui passent douze heures quarante dans ce lieu clos, y compris une pause déjeuner, non payée ? Ou bien sept heures, si elles choisissent une semaine complète. Pourquoi tant d'heures d'affilée, instaurées autour des trente-cinq heures, dans tous les hôpitaux publics ? Pour établir un roulement « équilibré » entre travail et repos, incluant un week-end sur deux. Certaines s'échappent dix ou quinze minutes, se posent sur la pelouse, sur un banc, s'offrent une cigarette et bavardent avec une collègue. D'autres s'isolent dans un coin silencieux pour juste ne rien faire, ne rien dire ou ne rien voir.

Difficile d'entamer une deuxième journée en rentrant à la maison. Les unes gardent leurs soucis, n'osant les partager avec leur famille ou leurs amis, les autres effectuent un long trajet qui fait office de sas de décompression.

Martine reconnaît que quelquefois, elle arrive chez elle « remontée comme une pile » ; elle prend une douche, avant de plonger dans la lecture d'un roman, pour s'évader, ou d'aller boire un verre avec un proche. Jessica respire la fraîcheur de sa petite fille.

Valérie, infirmière chevronnée, avoue glisser dans une pesante solitude, sans avoir eu le temps, ou l'envie, de reconstruire sa vie affective. Elle dit être venue à cette profession par hasard, les études ne l'attiraient pas vraiment, et elle tombait dans les pommes à la vue du sang… Certes. Elle précise tout de même que sa sœur est infirmière et sa belle-sœur, aide-soignante. Comme quoi le hasard n'existe pas vraiment ! Reste qu'en fin de journée, Valérie s'écroule dans son canapé, et s'endort « bêtement » devant la télévision, trop fatiguée pour chercher un autre loisir.

DES HOMMES ET DES ROBOTS

Les blocs de chirurgie digestive, d'urologie ou d'autres spécialités sont situés dans un vaste sous-sol encombré de matériel. À peu près une vingtaine en tout, sur une distance aussi longue qu'une ou deux stations de métro.

Dans l'un d'entre eux, j'assiste à l'ablation d'une partie de l'estomac, « une *sleeve* gastrectomie » en terme technique, pour la jeune Angélique, 22 ans, 125 kg… Sans cette intervention elle serait en péril, développerait une ou plusieurs pathologies, et perdrait treize ans de vie. Elle a essayé tous les régimes, mais l'histoire qu'elle me racontera plus tard est sans doute constitutive de son obésité.

Je ne la connais pas encore, son corps endormi est protégé par les champs opératoires. Je n'en vois que deux énormes cuisses, maintenues sur des étriers, et des bras tenus par des sangles, sur la table opératoire.

Le Dr Loriau et son équipe travaillent sous cœlioscopie, une technique entrée dans les mœurs chirurgicales depuis de longues années. Ils manipulent leurs instruments, à travers deux incisions dans l'abdomen de la jeune fille, après avoir vérifié que tous les organes sont en bon état et injecté du gaz carbonique pour gonfler le ventre et mieux opérer. L'écran montre une image agrandie, qui permet au chirurgien de séparer minutieusement de l'estomac les poches de graisse, les vaisseaux, les fibres et les nerfs. Une routine chirurgicale…

Une infirmière tend le téléphone au Dr Loriau, il répond à une question, à propos d'un autre malade. Entre silence et brèves conversations, tout se déroule parfaitement, même si le risque zéro n'existe pas en chirurgie, et ce jusqu'au réveil du patient.

Une heure et demie plus tard, l'estomac est réduit, la partie coupée introduite, à même le ventre de la patiente, dans une poche de plastique, que l'on extrait du corps à l'aide d'une pince minuscule. J'entends le chirurgien pester contre les instruments, sa pince est mal articulée…

– Ils pourraient faire attention quand même, ils nous refilent parfois des instruments dont ils ne savent pas se servir, et qui ne fonctionnent pas.

Il faut ensuite suturer plusieurs couches de parois graisseuses. Un travail long, méthodique. En fin d'intervention, la panseuse compte les compresses, pour être sûre qu'aucune ne sera oubliée dans l'abdomen d'Angélique. Je sens les soignants se détendre peu à peu tout en commençant le nettoyage du bloc.

Et là, surprise ! Après la tension inhérente à tout acte chirurgical, Jérôme Loriau se retourne, sans s'octroyer une minute de répit : il se penche sur son ordinateur et commence à écrire son compte-rendu opératoire.

– Certains attendent la fin de la journée, mais je préfère le faire maintenant. Le numérique est chronophage, on doit rendre des comptes en permanence, lire et gérer les mails. On n'a pas d'assistante… Bref, cela alourdit notre fonction, et entraîne pas mal de burn-out. Nous connaissons des moments où c'est le branle-bas de combat, à cause de la course à la rentabilité. Souvent je m'insurge, car on ne vend pas des bagnoles. Je ne suis pas toujours entendu. Rentré chez moi, je n'ai plus envie de lire ou de regarder un écran. Je passe peu de temps avec ma famille… Couché tôt, levé tôt pour rester vigilant. On répare des vivants, la chirurgie est un savoir-faire comme un autre, plus technique bien sûr, mais c'est la finalité qui compte.

Dans le bloc, je croise Emma, une interne impulsive, passionnée par la chirurgie. Elle assure les visites avec les médecins, s'énerve, ou boude, quand ils ne l'attendent pas pour entrer dans une chambre, ou que les conversations du groupe n'ont rien à voir avec le malade. Elle connaît tous les dossiers, les fragilités de chaque patient, elle les voit aux urgences, au bloc ou en postopératoire. Elle sait aussi que les chefs de service sont toujours joignables, contrairement à ce qui se passe à l'Assistance publique, où se multiplient les intermédiaires et les hiérarchies. Son emploi du temps est rempli à ras bord, une semaine de salle, une semaine de bloc, plus les gardes ou les astreintes, plus une éventuelle opération de l'appendicite, qui lui rapporte… 30 euros !

– J'aime être au bloc. Je veux me spécialiser en chirurgie. On fait beaucoup de sacrifices dans ce métier, le pire est qu'on ne s'en rend même plus compte, mais je m'en fiche, j'avance... À la fin de mon internat, je partirai travailler en Martinique, ils ont besoin de nous, précise-t-elle, avec de la gourmandise dans la voix.

Quelques semaines plus tard, je suis admise au bloc opératoire pour assister à une chirurgie robotique. Après les images de Bergman, évoquées lors de la toilette faite à Mounir, je vais à coup sûr entrer dans l'univers virtuel de *Matrix*, film culte, écrit et réalisé par les frères Wachowski. Sans les effets spéciaux bien sûr.

Je n'ai encore jamais vu un robot opérer un être humain, autrement dit mes fantasmes vont bon train. J'imagine le chirurgien, loin du malade, derrière sa console lumineuse, il tient sa télécommande à la main, pousse des boutons pour déplacer le bonhomme de plastique blanc sur un corps anesthésié, commander ses gestes, introduire ses membres-instruments dans le ventre du malade. Un peu n'importe quoi, je l'avoue, en fait j'ai plus de questions que de fantasmes.

Qui programme ce robot ? À partir de quels algorithmes ? En quelle langue ? Qui commande ? Le chirurgien ? Un informaticien ? Les deux ? Quelle est sa taille ? Petit et mobile ? À la hauteur de l'homme ? Qu'a-t-il au bout des doigts et à la place des yeux ? Parle-t-il ? Lui parle-t-on ? Qui le guide au bloc ? En cas de bug que se passe-t-il ? Bref des interrogations de base, quand on sait que les mains d'un chirurgien valent de l'or. Mais que fait-il de ses mains, le docteur ? Et combien cela coûte-t-il à la Sécurité sociale, à l'hôpital et au patient ?

Quelques paramètres d'identité de ce très cher robot, un « télémanipulateur », préfère dire le directeur de l'hôpital, Patrick Lajonchère. Cette machine donc, nommée Da Vinci, coûte deux millions d'euros, quelques milliers annuels pour sa maintenance, et deux mille euros en matériel jetable par patient. Cent exemplaires sont répartis en France depuis sa mise en service, en 2001, pour réaliser environ 350 opérations par an et par hôpital. S'il est loin de séduire tous les chirurgiens, il signe notre époque technologique, il modernise l'image d'un établissement, représente un élément de marketing non négligeable, malgré une perte d'argent. Il ne coûte rien au patient, réduit le temps d'une intervention et la durée du séjour hospitalier. Pour Patrick Lajonchère, Da Vinci est une aide sophistiquée au bloc, mais une opération ne se résume pas à son utilisation. Il permet, entre autres indications, d'enlever une prostate cancéreuse, d'éliminer une tumeur au rein sans retirer l'organe, dans 80 % des cas, ou d'effectuer une hystérectomie. Le chirurgien est bien sûr formé à l'intervention robotique, mais son salaire varie toujours entre cinq mille et sept mille euros, il ne touche pas un centime de plus pour la manipulation de Da Vinci.

C'est le cas du Pr Hervé Baumert, chef du service d'urologie, qui a tout appris depuis 2001 et continue de former ses pairs, après deux années passées à Cambridge, pour se familiariser avec la technique. Il y a même initié un patron britannique, de quinze ans plus âgé que lui. « Alors qu'en France, à cause de l'esprit mandarin, je forme des plus jeunes que moi. Pour les Anglo-Saxons, je suis ce que je sais faire. Pour pallier les résistances de mes confrères, je précise qu'entre le problème et la solution, il y a toujours la pédagogie… On ne peut plus tourner le dos au progrès technique. »

Le robot à l'œuvre, donc… En entrant dans le bloc extralarge, habillée de mon pyjama stérile, de la charlotte, du masque et des surchaussures, je vois la bête. Une énorme araignée métallique, couverte de plastique, nantie de quatre bras articulés dont un destiné à une caméra, terminés par des câbles épais et de gros jacks qui seront vissés aux instruments, et relieront Da Vinci aux organes du patient. Joëlle, l'infirmière du bloc, le fait rouler pour le positionner au-dessus du malade, elle déploie les bras et place les « banderilles », en attendant le chirurgien, occupé à une autre intervention, dans le bloc voisin. Deux médecins entièrement couverts d'amples tenues stériles, je ne vois que leurs yeux, commencent à faire quatre incisions sur le ventre du patient anesthésié. Ce monsieur a 54 ans, pèse 110 kg, et, pour une tumeur à la prostate, il a tout de suite adhéré à l'idée de la chirurgie robotique, expliquée plusieurs fois par le chef de service et son équipe.

Personne ne bouge. La tension monte.

Le Pr Baumert entre dans le bloc, s'installe à une console, posée à deux mètres derrière la table opératoire. Un micro, un écran, des lunettes, ou plutôt des jumelles, pour poser les yeux, une pédale, et deux petits bras articulés dans lesquels le chirurgien passe les doigts. Il m'invite à regarder ce qu'il voit. Une image des organes, grossie dix à douze fois, en 3D, d'une netteté impressionnante. La même apparaît sur l'autre écran, perché au-dessus du patient, comme pour une cœlioscopie. Grâce à la mobilité des instruments (aussi petits qu'une pointe de crayon), au zoom, et à l'angulation précise du robot, on coupe, on dissèque, on incise, on pince, on brûle les vaisseaux, les fibres, les nerfs. On se fraye un chemin entre la vessie, le rein, l'urètre, pour atteindre la prostate, l'isoler et l'enlever.

Un voile blanc recouvre soudain l'image ! Que se passe-t-il ? Le chirurgien lève la tête : « Vous venez d'assister à une éjaculation, en direct. » Rires dans le bloc, ça fait du bien…

Après ablation, la prostate (de la taille d'une balle de ping-pong) est introduite dans un sac en plastique, que l'on retire du bas-ventre avec les pinces. Les instruments font le trajet inverse, on cautérise les multiples couches de tissus, on effectue tous les points de suture nécessaires. Une heure trente plus tard c'est fini, Da Vinci a fait son boulot. L'odeur de chair brûlée plane encore dans la pièce. On rallume les lumières. On ressort les instruments. Joëlle replie les bras, repousse le robot à sa place. Et on souffle ! Le Pr Baumert, jusque-là très concentré, quitte sa console et rejoint le malade pour finir l'intervention, à mains nues. Le stress est retombé, j'entends des soupirs de soulagement.

Je retrouverai Hervé Baumert plus tard à son bureau, il doit encore opérer toute la matinée. J'ai quelques questions à lui poser après cette vision futuriste de soignants assistés par la haute technologie. Je suis impressionnée, certes, mais un peu sceptique. Le robot est un très gros instrument, une assistance technique sophistiquée, encombrante, mais sûrement pas une fin en soi… Pas encore!

Joëlle me précise que Da Vinci est un beau joujou, très stimulant.

– Le stress est plus grand au bloc, l'installation bien plus longue, mais le malade n'est pas plus anxieux, il est endormi, il connaît déjà le déroulement de l'opération. Il sait aussi qu'il aura des cicatrices plus petites, sans doute moins de complications, vu la précision des instruments. Les internes aussi sont rompus aux manipulations.

– Et vous?

– Cette pratique me convient, je ne suis pas particulièrement attachée au *nursing*, à la psychologie des patients ou aux rencontres avec les familles. J'ai pratiqué beaucoup de soins dans ma carrière, mais la technicité de mon travail aujourd'hui m'allège l'esprit, tout en renforçant ma vigilance au bloc. Le robot n'est pas un problème à l'hôpital, quelques chirurgiens deviennent plus bancables, mais la rentabilité obligatoire vire à l'abattage. S'ils veulent réduire les personnels soignants dans les hôpitaux, allons-y, on peut aussi accélérer la toilette des malades, les aligner et les laver au karcher. L'argent rend cynique, pas la technologie.

Joëlle me salue d'un sourire, elle a encore du travail, d'autres interventions sont programmées. Elle retourne vers Da Vinci, pour le nettoyer et s'occuper du patient, sur le point de quitter le bloc.

Le Pr Baumert me reçoit dans son bureau ensoleillé. En guise de décoration, quelques instruments opératoires posés sur une étagère, et des photos de voiliers.

Je lui rappelle que Da Vinci est encore l'objet de quelques polémiques. Ses détracteurs considèrent qu'il entraîne trop d'indications et de complications postopératoires.

– Ce n'est pas le robot qui est la cause des complications, il n'est qu'un outil, on n'est pas en pilotage automatique, vous l'avez vu, je suis derrière la console, je dirige le travail chirurgical d'un bout à l'autre.

– Quel bénéfice en tirez-vous ? N'est-ce pas un gadget ?

– Non, il y a beaucoup de fantasmes. Comme pour les débuts de la cœlioscopie. Le robot, l'image grossie douze fois permettent d'atteindre des zones cachées, donc des anomalies insoupçonnées. Le robot ne pense pas, c'est moi qui le guide et le maîtrise. Croyez-moi, on continue de faire des touchers rectaux, d'examiner le corps des malades. Le robot prend le relais de nos mains pour des gestes très précis. La chirurgie ouverte prend plus de temps, elle est bien plus invasive, et provoque plus de saignements. Sans compter qu'avec le robot le malade rentre chez lui dès le lendemain, avec un suivi méticuleux. C'est bien sûr un élément marketing, mais j'ai bataillé pour l'avoir, et je ne pourrais plus m'en passer aujourd'hui… Mon équipe n'est pas robotisée, elle est compétente, soudée, solide, elle change peu, c'est la meilleure garantie pour la bonne marche du service.

– Comment réagissent les patients ?

– Certains ont peur, ils refusent carrément d'avoir recours au robot. Un jour on a demandé à un patient qui allait l'opérer. Il a répondu : personne, c'est un robot ! Quand ils comprennent son utilisation, ils sont plutôt favorables. On prend le temps de tout détailler, je le fais aussi en rencontrant les couples, car un cancer en urologie a des conséquences sur la sexualité.

– Quelle sera la prochaine étape technologique ?

– La réalité augmentée. Elle donnera forcément une meilleure vision des superpositions d'organes, et donc des dissections plus sûres. Nous allons aussi vers des images de synthèse plus performantes, ce qui améliorera la formation des jeunes chirurgiens sur des simulateurs.

– Que faites-vous pour quitter le monde de *Matrix* et vous reposer de l'hôpital ?

– Je quitte la terre pour une grande évasion. Je navigue, je fais des régates de voile.

Pas de robot à bord d'un voilier, tout se fait manuellement.

Il n'empêche, Da Vinci est réellement impressionnant par sa taille, et par sa part d'intelligence artificielle inculquée par l'homme. Quant à l'assistance technologique, elle existe depuis très longtemps en médecine : dans les cabinets médicaux, bon nombre de praticiens ont leur doppler, leur électrocardiogramme, leurs appareils photo numériques, ou leurs microscopes pour plonger au plus profond des yeux humains. La télémédecine se pratique déjà, elle prend même de l'ampleur… Elle risque d'être déroutante… mais c'est une autre histoire !

Je suis plutôt contente d'en avoir fini avec mes fantasmes.

Quand on s'immerge dans un hôpital, on renonce malgré soi au monde des Bisounours. Le corps humain, comparé à une voiture pendant les études médicales, est vraiment une machine très complexe, qui se manipule sans états d'âme dans un bloc opératoire. On peut en changer presque toutes les pièces pour qu'il fonctionne. Mais avant et après, face au visage, au regard du patient, l'émotion entre en jeu et exacerbe la sensibilité de tous les soignants, chirurgiens compris.

La technique est un sacré bouclier. Cela me fait penser à un reportage que j'avais réalisé dans une maternité, avec un cadreur particulièrement stressé, parce qu'il n'avait jamais filmé d'accouchement… Je surveillais de près ses réactions. Sorti de la salle de naissance, il était ému aux larmes. Mais pendant qu'il filmait, pas un muscle de son visage ne bougeait. Je m'en suis étonnée, et lui ai posé la question. « Si je n'avais pas filmé, si je n'avais pas eu ma caméra, en guise de filtre, m'a-t-il répondu, je crois que je serais tombé dans les pommes. » Tout est dit.

Je ne reverrai pas le patient du Pr Baumert ni Da Vinci, mais je décide de rendre visite à Angélique, le lendemain de l'intervention pour son obésité.

ANGÉLIQUE, EN MAL D'AMOUR

La jeune fille est maintenant dans son lit, entourée par le groupe des médecins. Elle reprend un peu de nourriture, mais elle a faim, et un peu mal au ventre. Rien de plus normal. Emma, l'interne, la rassure et lui signale que la diététicienne passera en fin de journée. Angélique, une patiente tranquille qui ne cause aucun souci aux soignants.

Cheveux châtains, longs. Une bouille ronde, qu'Angélique éclaire d'un petit sourire. Sur sa table de chevet, un livre et un kit de crochet, qu'elle manie de temps en temps pour occuper ses mains. La télévision est allumée, sans le son.

La jeune fille est contente de l'accueil dans cet hôpital, sa première consultation avec le docteur était « un peu froide »… « Mais il a vite compris mes motivations, il est devenu gentil ; en fait je ne redoutais pas l'opération, j'avais peur de ne pas me réveiller. Ils sont tous rassurants ici, aux petits soins… Cette nuit je les ai embêtés, j'ai eu envie de faire pipi, mais je ne peux pas me lever seule, car je porte des bas de contention électrique, pour éviter une phlébite. Sinon, ça va, ma mère et mon compagnon viendront me voir, tout à l'heure. »

Une infirmière passe pour changer la perfusion, et lui montre comment faire dans la cuisse son injection d'anticoagulants, pendant trois semaines. « Mon objectif principal est de perdre du poids dans les prochains mois. Je sais que ce sera dur, mais si mon obsession de la bouffe est partie avec mon bout d'estomac, ce sera plus facile. »

Avant de se retrouver dans cet hôpital, Angélique a participé à un reportage télévisé sur l'obésité, pour M6. Après avoir été filmée pour maintes tentatives de régime, elle a pris la décision de la « *sleeve* » pour ne plus reprendre dix kilos chaque fois qu'elle en perdait cinq. Ne souhaitant plus être suivie par la production, elle renonce à se faire opérer à Évreux, et consulte le Dr Loriau.

À son âge, 125 kg c'est toute une histoire. Celle d'une petite fille de quatre ans, dont les parents se séparent, et qui du jour au lendemain ne voit plus son papa. Jamais un signe, ni une trace de sa présence. Suivent une dépression, l'isolement à l'école. Ses dessins, « toujours noirs », alertent son institutrice et sa mère, d'autant qu'elle n'écrit jamais le nom de son père.

Plus elle grandit, plus elle grossit. Elle mange des kilos de bonbons, en cachette, jusqu'à des lardons surgelés, pour se rassasier, apaiser sa boulimie. Jusqu'à être hospitalisée pour une occlusion intestinale, « dans l'espoir qu'il vienne la voir à l'hôpital », précise sa mère.

Son père réapparaît lors du décès de sa grand-mère, deux ans avant son opération. Elle n'en saura pas plus sur les raisons de son abandon. Silence obstiné qui accroît le vide immense de son enfance. Son désir d'avoir un bébé et « une petite maison tranquille », avec son amoureux, la taraude, comme une réparation nécessaire.

Elle décide donc une chirurgie. Son père la soutient, de loin, sans être présent et sans plus d'explication. Sa mère aussi ! Une femme menue, tout en muscles, qui pratique le culturisme, en prenant soin de son corps de manière obsessionnelle. « Moi aussi j'ai beaucoup grossi plus jeune, j'ai pesé 95 kg. Mais depuis, mon corps est devenu ma passion, ajoute-t-elle, assise sur le lit de sa fille, je le sculpte, je le maîtrise et fais de ma nutrition un credo. » Ceci expliquerait-il cela ?

J'ai rappelé Angélique quelques mois plus tard. Elle va bien, son amaigrissement n'est pas spectaculaire, il est lent, elle espère… En « normalisant » son alimentation et son corps, elle a peut-être trouvé le chemin de sa résilience, entre ce père qui l'a longtemps ignorée et une plus douce raison de vivre, face à cette mère qui la nargue, en faisant de son corps « un credo ».

Quelquefois la chirurgie est plus efficace qu'une longue psychanalyse. Elle peut aussi n'être qu'un leurre, elle ne coupe pas les traumatismes de l'enfance d'un coup de bistouri, elle ne tamponne pas le chagrin de l'abandon avec une compresse stérile. Pourtant, en écrivant ces lignes, je me dis que l'obésité d'une jeune fille mérite plus que ces quelques observations. Le comportement alimentaire est une problématique de l'époque, la malbouffe est un fléau mondial qui ne se traite pas toujours à l'hôpital.

N'est-ce pas Hippocrate qui a écrit : « Si tu es malade, recherche d'abord ce que tu as fait pour le devenir » ?

QU'EST-CE QU'ON MANGE ?

Le même Hippocrate a écrit « Que ta nourriture soit ton remède et ton remède ta nourriture. » Certes, la malbouffe n'existait pas encore... Quant à celle que l'on nous sert à l'hôpital, elle contient peut-être les nutriments essentiels, mais je connais peu de patients satisfaits de leurs repas en chambre. Peu variés, peu colorés, peu savoureux, souvent délaissés ou remplacés par des mets ou des gâteaux apportés par les proches. D'aucuns pensent même que les cantines scolaires offrent des plats plus appétissants. À voir... Un jour peut-être, les grands chefs, ou simplement de bons cuisiniers, aideront les patients à retrouver le plaisir de manger, et une raison supplémentaire de guérir ou d'oublier la maladie ?

Histoire de vérifier comment sont établis les repas hospitaliers, je décide de faire un tour du côté des cuisines. En allant vers le périmètre de la restauration, je traverse de longs souterrains vides, sans odeur, sans fléchage, et sans croiser de blouses blanches, de patients ni de visiteurs. Quelquefois je tombe sur de vieux meubles entassés dans un coin, ou sur un chariot de cartons vides, ou sur un sous-sol plein d'objets chirurgicaux souillés, des lits, des brancards, des tables de bloc opératoire, situé près d'un autre local, fermé, où est réceptionné le matériel stérile.

Ma visite des « cuisines » est guidée par le responsable de l'unité, à l'accent corrézien bien sympathique. D'emblée, je lui demande si la nourriture est bonne. Et d'emblée, il me répond : « On pourrait faire mieux... Surtout pour les plats mixés, une vraie pâtée pour chats. » Bien, bien... Cela étant, j'ai vu des patients âgés repousser leur plateau-repas, alors qu'ils ont faim et que la nourriture, quand ils sont capables de l'apprécier, reste leur seul plaisir... quelques enquêtes ont déjà prouvé que les malades hospitalisés souffrent, en plus, de dénutrition.

À l'entrée d'une surface d'environ 800 m^2, j'enfile une blouse en plastique, je pose une charlotte sur mes cheveux, ajuste des surchaussures et un masque sur le visage. Pas question d'importer des bactéries empoisonneuses dans cet univers dépouillé, constitué de paillasses blanches et d'aluminium.

En déambulant dans l'espace entièrement carrelé, et plutôt frais, Philippe m'explique que dans les hôpitaux de l'Assistance publique on sert environ 40 000 repas par jour. Ici, on en distribue près d'un millier aux malades, aux hospitalisés de jour ou de semaine, aux internes, au personnel de nuit, et pas moins de 450 déjeuners au self, réservé à tous les employés de l'établissement. D'autres repas, prévus pour la crèche et pour une congrégation de sœurs, sont acheminés, quotidiennement, dans des caissons isothermes.

Pour des raisons de sécurité, de budget et de place, il est impossible de concevoir de vraies cuisines dans un quelconque hôpital. Ce qui justifie le recours à des fournisseurs et des producteurs de restauration collective. Les livraisons des aliments sont quotidiennes, contrôlées au yaourt près, les dégustations de mets nouveaux, hebdomadaires, sous l'œil avisé de sept diététiciennes, et les contrôles d'hygiène intraitables. Les températures des chambres froides, la propreté des sols, des ustensiles et des plateaux sont vérifiées par des laboratoires extérieurs. Dans les immenses frigos aux portes coulissantes, on stocke, à court terme, les laitages, les viandes préparées, les boissons, les pains, les fruits et les légumes. L'épicerie — boîtes de conserve, sandwiches, biscuits — est rangée sur des étagères, dans un autre local.

Ces cuisines, employant vingt et un salariés et autant de temps partiels, sont divisées en deux zones, l'une réservée aux patients, l'autre au self. Avant d'y parvenir, j'entre dans la zone de déconditionnement : ici on se débarrasse des cartons, des sacs plastiques, des emballages de surgelés, on découpe les fruits et les légumes du jour (aujourd'hui, entre autres, des pastèques et des betteraves), avant de les dispatcher entre les plateaux individuels et les bacs du restaurant.

La pièce où sont préparés les menus destinés aux patients est petite, mais l'activité y est déjà intense à 9 heures du matin.

Une demi-douzaine de personnes s'applique, trois fois par jour, à séparer les mets, puis organiser les plateaux, qui seront ensuite emportés vers les différents services par les caristes, sur de grands chariots métalliques silencieux. Entrées, plats, desserts, tout y est, de la traditionnelle compote de fruits au yaourt, en passant par une viande en sauce et une portion de légumes ou de féculents, qui mettent rarement l'eau à la bouche… Philippe me fait pourtant remarquer que l'hôpital a le privilège et la délicatesse de servir quelques plats dans de la vaisselle en faïence, siglée, d'autant que les barquettes en plastique jetables coûtent plus cher… Tant mieux, la profusion du plastique dans notre vie quotidienne est, à juste titre, fortement remise en question, pour son impact sur la planète, l'environnement et notre santé.

Chaque service de l'hôpital possède une pièce où un agent hospitalier sépare les plateaux de repas chauds des collations froides. Les menus sont bien sûr adaptés aux différentes pathologies. On connaît la suite : dans un hôpital on mange tôt, très tôt, on réserve sur la table de chevet un petit en-cas pour une faim plus tardive. Les patients affaiblis sont assistés par une aide-soignante pendant leur déjeuner ou leur dîner, les grincheux font la grimace et râlent un peu plus, les moins difficiles se contentent de ce qu'on leur sert parce que non, ils ne sont pas dans un restaurant gastronomique.

Le personnel hospitalier le sait aussi. Le repas servi au self n'est pas un but en soi… Les médecins, les soignants, les administratifs se restaurent, font une pause-détente, qui leur permet d'échanger librement avec des collègues, et déjeunent sans exigence particulière. Ils sont tous priés de laisser leur blouse blanche au vestiaire, pour éviter la propagation de bactéries.

Les plats livrés et assemblés sur place, les desserts, fruits, gâteaux et laitages, sortis de leurs cartons d'emballage, donnent pourtant l'illusion d'être concoctés avec art… Philippe m'affirme, en souriant, que chaque semaine 250 kg de frites sont consommés par les mêmes personnes qui préconisent une nourriture saine, ni trop salée, ni trop grasse, ni trop sucrée… J'ai aussi vu de nombreux médecins se contenter, plusieurs fois par semaine, d'un sandwich et d'une boisson, dans les deux cafétérias de l'hôpital. Nul n'est parfait, les journées sont chargées, fatigantes, ils n'ont pas toujours le temps de se détendre ou de savourer un plat chaud. D'autant que ce n'est pas pendant leurs longues études, ni en salle de garde, qu'ils deviennent de fins gourmets.

Où l'on en revient à Hippocrate et sa conception de la nourriture. Mais Socrate a un autre point de vue, il aurait écrit « Il faut manger pour vivre, et non vivre pour manger ». À méditer…

LES SOIGNANTS PLEURENT AUSSI...

J'ai revu Martine, Jessica, ensemble, au poste de soins. Ce jour-là est un lendemain de panique et de tristesse.

La raison ? Un patient très seul dans sa vie et très attachant.

– À seulement 40 ans, il a connu une vie d'une dureté inouïe, raconte Martine, il est décédé, nous sommes tous très affectés. La faute à personne… l'évolution de sa maladie.

– Vous avez l'air de douter ?

– Un peu. Un sentiment fugace nous interroge, quand un décès survient : ai-je tout bien fait ? De toute façon, 80 % des gens meurent à l'hôpital, aujourd'hui, donc on en voit beaucoup, mais certains nous touchent plus que d'autres. Je suis sûre qu'en fouillant dans notre histoire personnelle, on trouve des raisons à notre peine… Je pense que ce métier, qu'on le fasse bien ou mal, est lié aux événements de notre propre vie. On doit sans cesse donner un sens à notre travail, sinon on baisse les bras ou on change de métier.

Elle ajoute qu'il y a quelques années, elle a soigné un patient fort sympathique. Il est reparti chez lui, puis est revenu la saluer. Il semblait fatigué, mais souriant. Elle était contente de le revoir, puis au fil de leur conversation, il lui a confié être admis au service d'oncologie, avant de passer en soins palliatifs.

– C'était terrible ! J'ai craqué. Je n'ai pas trouvé les mots pour le quitter. J'ai eu la même réaction avec une patiente, elle avait un numéro de déportation tatoué sur son bras. Cela a été un choc. J'ai éprouvé une grande émotion. Envahie par le respect, j'ai hésité à la soigner, j'avais peur de lui faire mal, en la piquant. C'est elle qui m'a mise à l'aise, avec une plaisanterie et un sourire. Personne ne peut soupçonner nos réactions face à la souffrance des patients, ou à la mort… Nous-mêmes sommes surprises ! J'ai vécu l'épidémie de sida, ils mouraient les uns après les autres. Horribles souvenirs. Depuis, je suis oppressée, quand il faut descendre à la morgue, avec un brancardier, pour déposer un corps et affronter le chagrin des familles. Les soins vont bien au-delà de nos gestes techniques, quasi automatiques.

Jessica ne dit pas un mot, le visage fermé, elle croise ses doigts nerveusement. Elle ne nous regarde pas, visiblement très perturbée. En aparté, Martine me confiera que Mounir, celui qui criait « maman », est revenu en gastro la semaine dernière… Évidemment, elle et Jessica ont couru le saluer, c'est au même étage, mais il ne pouvait pas parler. Et puis…

– Il est mort dans son lit, précise Martine. Parti rejoindre sa maman qu'il appelait jour et nuit… Jessica a été plus que touchée, elle l'adorait, d'autant plus que son propre père est mort récemment. Quand on vit l'ascenseur émotionnel, on en parle entre nous, le plus possible… Ça passe, au bout de quelques jours… On pense au patient suivant, celui que l'on doit encore aider à vivre.

Ça s'en va et ça revient…

Les médecins aussi accusent le coup. Quand un malade décède des suites d'une opération, le Dr Benjamin Anglevieil, jeune chirurgien de quarante ans, le Dr Loriau, et d'autres, avouent traverser un trou noir, face à eux-mêmes, face aux équipes, et bien sûr aux familles. Échec, culpabilité, impuissance, les raisons s'emmêlent sans atténuer le désarroi ni un petit pincement au cœur. Pour toutes ces personnes qui s'occupent de notre santé, les souffrances de leurs patients s'additionnent aux leurs ; elles viennent nourrir leur histoire, en érodant un peu plus leur résistance. L'auteur du *Passager*, Jean-Christophe Grangé, ouvre une voie de réflexion.

Il écrit : « Tout ce qui ne me tue pas me rend plus fort ». C'est une connerie. Du moins dans son acception banale et contemporaine. Au quotidien, la souffrance n'endurcit pas. Elle use. Fragilise. Affaiblit. L'âme humaine n'est pas un cuir qui se tanne avec les épreuves. C'est une membrane sensible, vibrante, délicate. En cas de choc, elle reste meurtrie, marquée, hantée.

L'esprit d'un soignant est flottant après la mort d'un patient. La structure d'un hôpital, le travail en équipe offrent néanmoins l'avantage d'estomper la peine ou l'effroi. Les derniers instants d'une vie, que le médecin ou l'infirmière ont repoussés, se diluent dans l'attention au patient d'à côté, dans les gestes, les phrases de compassion, les pleurs des familles. Ils se diffractent. Ou s'enkystent dans la mémoire, comme un chapelet silencieux d'émotions refoulées. Dans les couloirs, chacun prend sa part d'oubli et passe à une autre vie.

Je suis convaincue que le soignant est l'incarnation même, du don de soi. Il empoigne, avec conviction, la vie de l'autre, peut-être pour mieux revisiter la sienne, et c'est tant mieux. Soigner est une manière de flirter avec la mort, pour mieux la conjurer, voire la vaincre. N'est-ce pas une manière de vivre l'utopie, et le rêve fou de l'immortalité ?

Freud l'avait sans doute compris. Il a écrit, très justement, qu'il existe trois métiers impossibles : soigner, éduquer, gouverner. La responsabilité, la compassion, un sentiment de toute-puissance et les regards des autres constituent un cocktail périlleux, voire explosif, quand il entraîne un burn-out ou une pathologie inattendue. La noblesse de la mission se heurte souvent à l'ego dans l'exercice du pouvoir, pas dans le soin, où tout se fait à l'ombre de l'institution.

En outre, la reconnaissance par le collectif est rarement de mise. Seul le patient connaît la valeur du lien qui l'attache à son médecin ou à son soignant.

L'hôpital, en France, réunit ces trois missions ; on y guérit, on y transmet le savoir scientifique, médical, et on gouverne des équipes engagées, généreuses. La réforme annoncée du système de santé devrait alléger la mission hospitalière, mieux répartir les prises en charge entre les médecins de ville et ceux de l'institution. Si elle tient ses promesses, elle permettra aux personnels de se concentrer un peu mieux sur chaque individu, en privilégiant la qualité et non plus la quantité. On peut en rêver !

En dépit de tous ses dysfonctionnements, l'hôpital reste le lieu de l'altérité, les soignants le prouvent chaque jour et plus que jamais. Dans la tempête, ils tiennent le cap, ils « aiment » encore ceux dont ils s'occupent, ils les pleurent dans le drame, ou rient de les voir revenir en pleine forme. J'ai vu des infirmières entrer au poste de soins, en portant comme un trophée des fleurs ou une boîte de chocolats offerts par un patient. Tout est aussitôt partagé.

LA CONSULTATION, DES HISTOIRES DE VIES

Ils viennent de loin, ou d'à côté… Impatients, inquiets, fatigués, gênés, contents d'être au rendez-vous. Les visages et les corps qui défilent dans les consultations hospitalières ont toutes les couleurs de l'humanité.

Claude Bernard, à l'origine de la médecine expérimentale, a qualifié la consultation de « terrain fétide et palpitant de la vie ». En chiffres, cela donne environ 193 500 consultations externes par an, dans ce seul hôpital, sans compter les urgences.

Face à l'enfilade de salles d'attente, dans les boxes, des médecins enchaînent les visites. Eux aussi impatients, fatigués, inquiets, gênés ou contents. Pendant qu'ils reçoivent les plaintes, leurs équipes soignantes entourent leurs malades hospitalisés. À la fin de ce défilé ils garderont en mémoire, ou pas, quelques visages, quelques mots, et des maux, parfois impossibles à guérir. Ce chirurgien n'oublie pas le visage pâle, le regard de défi, et l'injonction de cette jeune fille de vingt-cinq ans, dont le mariage est prévu quinze jours plus tard. Il sait qu'elle va mourir, pas elle, qui le regarde droit dans les yeux et lui dit : « Vous allez me sauver. »

Entrons dans un box. Ma blouse blanche me permet d'être discrète, mais je ne cache pas les raisons de ma présence, et je m'assois du côté du médecin.

Elle est grande, Luisa, perchée sur ses hauts talons, le jeans ultra serré et le perfecto ajusté, poignets ceints de bracelets colorés. Ses cheveux blonds coupés au carré, les yeux très maquillés et la bouche rouge carmin. Elle attend depuis plus d'une heure, mais garde le sourire. Elle vient consulter pour des problèmes de transit, de sommeil, de mauvaise haleine…

– J'ai souvent mal au ventre, un peu chaque jour… Je me sens molle, je ne sais plus quoi prendre pour calmer quelques coliques… Trop difficile. Je suis malheureuse, lâche-t-elle au bout de cinq minutes. Franchement docteur, comment voulez-vous que je rencontre un homme, dans cet état, à 50 ans.

Autrement dit, elle aimerait bien faire un bilan de santé. Mais encore ? Sans hésiter, elle avoue avoir consulté sa voyante, qui lui prédit un cancer de l'estomac, et souhaite donc un scanner. Le médecin est consterné. Silence.

– Je n'en vois pas la nécessité, madame, mais vous pouvez le faire en privé si vous voulez… On ne prend pas en charge les prédictions des voyantes.

Elle insiste.

– J'ai peur… Et puis... à l'hôpital je peux être remboursée…

Nous y voilà. Il lui demande si elle a consulté son généraliste…

– Non. Il est loin de chez moi.

Il lui fait comprendre qu'elle peut revenir dans un mois, si ça ne va pas, mais a priori, elle n'a rien de grave.

Étonnant, mais vrai. Une femme en mal d'amour, qui cherche de l'espoir auprès des voyantes, puis vient à l'hôpital pour se rassurer à propos de présages à l'emporte-pièce, et demande un bilan de santé à la collectivité !

Les stigmates de la solitude rongent le corps, et s'expriment aisément à l'hôpital, où tout semble gratuit, où l'on vous écoute, pas longtemps certes, où les examens complémentaires prescrits, comme les ordonnances, rassurent les patients, et dans le doute, les praticiens. Mais où sont passés les médecins de proximité, je ne parle même plus des médecins de famille, perdus à jamais dans la jungle urbaine ? Ces hommes et ces femmes qui se déplaçaient, recueillaient des confidences, orientaient leurs patients, et que ces derniers quittaient parfois à moitié guéris, touchés par une pensée magique. Leur criante rareté pousse tout le monde vers l'hôpital. À moins que la réorganisation de la santé publique à venir n'assainisse ce maillage troué de toutes parts.

Il y a aussi cet homme qui s'assoit en face du médecin, et sort un énorme classeur, où sont rangés et étiquetés ses résultats d'analyses biologiques, ses ordonnances, ses comptes-rendus d'échographies, etc. Bien organisé, le monsieur, au ventre proéminent et aux cheveux grisonnants. Il se sent « ballonné » après les repas, il est sujet aux calculs de la vésicule biliaire. Le médecin prend l'avis d'un confrère au téléphone, puis conseille au patient de refaire une échographie du foie, de surveiller son régime et d'envisager peut-être une ablation de la vésicule, si… À revoir donc et à suivre. Dictaphone, ordinateur, le médecin fait son rapport et prépare une prescription.

Et cet autre qui doit fixer la date de son intervention ; après l'examen clinique, il sort son agenda, il hésite… Avant les petites vacances ? Après ? Combien de temps avant de reprendre son travail ? Le médecin tranche, mais cela dure au moins vingt minutes pour caler un rendez-vous opératoire.

Dix minutes plus tard, le médecin se met en colère, effaré par l'incompétence de certains confrères, leurs diagnostics incompréhensibles, et leur charlatanisme de bon aloi. Il me dit que bon nombre de patients traînent un lourd passé de visites médicales sans aucune pathologie grave ou viennent après avoir été mal orientés. La jeune femme qu'il vient de recevoir a consulté, en ville, en 2015, pour un problème d'endométriose, qui lui provoque des douleurs pendant les rapports sexuels… Et qu'est-ce qu'on lui sert ? Une histoire de vésicule biliaire, de nodules, alors qu'il n'en est rien. Affaire classée pour le praticien qui n'a rien compris. Pas pour cette jeune femme, toujours en butte avec ses soucis, et que cet entretien dirigera vers les spécialistes adéquats.

Les consultations se succèdent, mais ne se ressemblent jamais. Chaque praticien est tenu d'en faire entre treize et seize par après-midi, parfois dix-neuf… Les cinquante boxes médicaux ne désemplissent pas dans cette aile de l'hôpital. Une chaîne humaine et tous les maux de la terre. Dans les salles d'attente bondées, des papiers traînent ici et là, des brancards croisent des fauteuils roulants, des malades traînent leur perf. Des gens debout, d'autres las d'attendre, certains agités, d'autres assoupis, des allées et venues incessantes.

Une fois la consultation achevée, les patients passent dans le bureau de Patricia. Elle finalise les dossiers de ceux qui s'en vont, prépare les suivants, pour les transmettre aux six ou sept médecins dont elle gère les plannings. Infirmière de formation, elle ne pratique plus de soins, mais elle écoute, tout le temps, de visu, au téléphone, ou encore par mail.

– Les gens ont une très forte demande, ils ne voient pas toujours un médecin de ville, certains se plaignent de petits bobos mais ne sont pas malades, d'autres ne disent rien, mais arrivent ici en mauvais état. Même ceux qui sont très suivis en postopératoire ont besoin de se raconter et de se rassurer. Quand on ne fait pas beaucoup de consultations, on nous rappelle à l'ordre. Il faut des patients à tout prix, il faut faire du chiffre. Et il faudrait que ça cesse. L'image de l'hôpital public est mauvaise, elle rejaillit sur tous les personnels, parfois elle me fait honte.

Pas le temps d'en dire plus, une petite file se forme à sa porte… Au suivant !

Quand je vois défiler ainsi cette multitude de bobos, de détresses, ou quelques hypocondriaques, je me dis que notre système de santé est vraiment « à bout de souffle ». L'hôpital supporte à lui seul nos mutations sociétales, le consumérisme effréné, la fin du bon voisinage, de la proximité, le chamboulement urbain.

Devons-nous aussi aseptiser notre psychisme, repousser ses méandres ? Nous ne savons plus vivre avec nos tracas intimes ou nos peurs, malgré les psys et toutes les thérapies parallèles. Il nous faut toujours plus de béquilles, à chaque problème nous cherchons *la* solution, un remède immédiat et définitif. Les soignants, les médecins deviennent des gourous, les consultations hospitalières, des lieux où s'engouffrent toutes nos craintes, sans discernement. Sans compter que les vrais malades, ceux qui ont besoin d'une visite longue et complète, paient cette surpopulation hospitalière, perdus dans le flot ininterrompu de ces litanies.

L'ANNONCE

Cet après-midi, j'accompagne le Pr Raymond pour sa consultation, en promettant, comme toujours, de ne jamais nommer les patients, de ne pas intervenir et de sortir en cas de réticence. Aucun n'a récusé ma présence.

La consultation d'oncologie est plus préservée, plus calme. Moins de monde, moins d'abattage, des entretiens plus longs. Les gens qui attendent ont les traits creusés, le corps amaigri, parfois affaissé par la fatigue.

Les sept patients prévus n'en sont pas tous au même stade, ils ont rendez-vous après une chimio, une opération, un traitement au long cours, ou parce qu'ils sont déjà préparés à l'annonce, par leur généraliste. Le Pr Raymond, chef du service d'oncologie, relit leurs dossiers avant de les recevoir. Il en connaît certains, déjà opérés ou en traitement. Parce que tout compte dans la prise en charge du cancer, parce qu'il faut entourer le malade de soins et de bienveillance, il faut le libérer de toute contingence administrative, et parce qu'enfin toute initiative médicale est vitale.

S'il est toujours important de comprendre pourquoi un cancer se développe, il est clair aussi que dans de nombreux cas, grâce aux progrès de la recherche et de la médecine, il devient une maladie chronique. Ce n'est guère une consolation, mais la vie avant tout…

Pendant cette consultation j'ai vu entrer des personnes résignées, d'autres défensives. Voire bravaches… Comme cet homme, atteint d'un cancer à la vessie. Il veut bien, sur les conseils du cancérologue, reprendre la chimio, mais après son festival de musique, qu'il organise avec enthousiasme depuis plusieurs années. Le médecin approuve bien sûr.

Il rit beaucoup, cet homme, il plaisante, sa femme ne le quitte pas des yeux, fière de chacune de ses vannes.

La jeune femme de quarante ans qui lui succède est africaine. Elle vient en habit traditionnel, souriante et timide. Elle a un enfant. Avant de m'éclipser pour laisser le médecin l'ausculter, j'entends qu'elle a été opérée pour un cancer du sein, mais qu'elle a arrêté le traitement pour des raisons financières. Heureusement le dernier scanner confirme une rémission, le Pr Raymond lui fixe un rendez-vous de contrôle, quelques mois plus tard.

Plus graves sont la confirmation du cancer et son corollaire, la chimio. La quadragénaire qui s'assoit est amaigrie, elle vient accompagnée par une amie. Cheveux bruns bouclés, mi-longs et tristes, yeux creusés par les cernes, regard inquiet. Elle sait qu'elle a un cancer du pancréas, et s'interroge sur le projet thérapeutique. Elle et son amie, carnet à la main, notent tout ce que dit le médecin. Peur d'oublier un détail, ou besoin de se donner une contenance pendant cette consultation, qui étaye les bouleversements de sa vie ? Peu importe, elle se défend comme elle peut.

Cette femme me touche, ce moment est bouleversant !

En attente d'une éventuelle intervention chirurgicale, elle devra subir une chimio. Le Pr Raymond commence par la « bonne » nouvelle, elle n'a ni ganglions, ni métastases, ni problème au foie.

Il énonce ensuite les effets de la chimio.

Oui, elle perdra ses cheveux ; non, elle ne peut pas éviter cette chute en portant un casque, à cause des doses médicamenteuses, mais qu'elle se rassure : ils repousseront. C'est pourquoi il vaut mieux, pour elle, choisir une perruque. Une infirmière du service l'aidera dans cette démarche, parce qu'il est essentiel de se projeter et d'anticiper les transformations physiques.

Et l'alimentation ? Le Pr Raymond lui sourit, oui, elle peut manger tout ce qu'elle veut, tout ce qu'elle aime, elle aura besoin de calories pour compenser une forte baisse d'énergie. Pas de restrictions, il faut profiter des choses qui font plaisir, ne pas laisser la maladie prendre le dessus. Oui, on lui posera un réservoir sous la peau, pour recevoir les traitements, mais une infirmière passera régulièrement chez elle pour l'aider, pour la suivre et mesurer les effets secondaires.

Oui elle sera en arrêt de travail. Un long moment. Elle évoque alors sa propre mort : « Ma mère a un cancer, je savais que j'allais en avoir un, mais je ne voulais pas de celui-là, j'ai une fille de treize ans… »

Sa voix tremble, j'avoue que mon cœur aussi… Elle retient ses larmes, mais ses yeux s'embuent, elle ne fait même plus semblant de sourire. Comme c'est terrible de vivre ça ! Voir l'horizon d'une vie se rapprocher, imaginer les chamboulements en quelques mots, penser à ceux qu'on aime, sans savoir comment les protéger. J'espère que cette dame trouvera le réconfort auprès des siens, elle entre dans la tempête, pour de très longs mois et tout en connaissant l'issue.

Pourtant, avec douceur, le Dr Raymond lui précise que les chances de survie existent pour tous, qu'elle peut aussi en être... Fin des mauvaises nouvelles, le médecin la salue avec amabilité et compassion ; il la reverra bientôt dans son service. Putain de cancer !

Pour l'oncologue, la première consultation, le temps de l'annonce, dure forcément quarante-cinq minutes. Connaître l'histoire médicale du malade, expliquer encore, la maladie, le combat. Nuancer ses propos, donner de l'espoir. Nommer les maux à l'hôpital est primordial, c'est une manière de les apprivoiser. J'ai même constaté que les soignants n'avaient pas de jargon, contrairement à certains jeunes médecins, mais que leurs mots étaient choisis, précis, pour être compris par les malades.

– Il faut de l'empathie, sans aller jusqu'au transfert, on n'est pas cancérologue par hasard, mais l'hôpital est une protection, on travaille dans un environnement salvateur qui permet d'échanger avec les collègues. Parce que la gravité de cette spécialité nous fait refouler beaucoup d'émotions. Cela crée quelques tensions entre nous, mais rien de sérieux, il faut bien se lâcher de temps en temps.

– Que faites-vous pour vous protéger ou vous blinder ?

– Je fais de la recherche, cela me paraît essentiel, ça va dans le sens de l'espoir. Et je joue de la guitare, la musique est un exutoire qui me convient.

Éric Raymond le sait, il doit aussi contourner les diktats administratifs, surtout dans ces longues maladies. Le personnel soignant est un principe actif de la thérapie, sans doute autant que la famille.

– Une bonne prise en charge a un coût, que les patients ignorent, la technique ne suffit pas, tout repose sur les équipes de soignants, sur le dévouement de chacun. Il est indéniable que la tarification à l'activité et l'individualisme de l'époque ont engendré du consumérisme. Il nous faut tenir malgré tout. Mais la médecine est un choix de société. En France, on veut des gens intelligents, en bonne santé, donc tout est mis en œuvre pour cela.

LA VIE
À PETITES
DOSES

La lumière est belle ce matin, il commence à faire chaud, l'été n'est pas loin… Je rejoins le Pr Raymond dans son service d'oncologie.

À la sortie de l'ascenseur, je suis tout de suite frappée par l'absence de salle d'attente. Ils sont pourtant nombreux, les malades prêts à affronter leur séance de chimio. Ils attendent dans le couloir, le teint blafard, le regard éteint. Turbans ou foulards pour les femmes qui perdent leurs cheveux — un catalogue est d'ailleurs à leur disposition sur une petite table, entre deux chaises — des casquettes pour quelques hommes. Ils sont parfois une trentaine à patienter, au milieu des soupirs, ou de quelques vociférations.

N'est-ce pas une atteinte à la pudeur des patients, surtout dans ce genre d'unité ? Quand je pose la question, on me rétorque qu'attenante au couloir, il y a une petite pièce avec deux fauteuils. Je l'ai vu, cet espace… Si petit, à peine symbolique. Faute de goût, manque de psychologie ou de place ?

Avant de retrouver Tania, en fin de matinée, pour la reprise de sa chimio, je suis la visite du Pr Raymond accompagné d'un médecin, de deux internes et d'un externe. Je précise que le chef de service, sous la blouse blanche, porte chemise, cravate, pantalon noir et chaussures de ville, que ses jeunes confrères, eux, sont en jeans et baskets. Rien n'est plus générationnel que les codes vestimentaires ! Reste qu'ils sont très aimables, tous à l'écoute des explications pédagogiques données par le Pr Raymond, sur les cas médicaux du jour et les thérapeutiques engagées. Une formation continue dans les couloirs du service. Le chef me fait remarquer, malicieusement, qu'à l'hôpital je ne trouverai aucune chambre portant le numéro 13. Tiens donc, je ne me suis jamais posé la question, ni ici ni ailleurs. Et pourquoi pas ? Sûrement au nom du respect de certaines croyances, de malades ou de soignants superstitieux — hélas la peur n'a jamais empêché le danger.

Le déroulement de la visite est le même que dans d'autres services : ordinateur sur roulettes, présentation du cas du malade avant d'entrer dans chaque chambre. Pendant ce temps-là, des infirmières et des aides-soignantes passent et repassent devant nous, nettoient et désinfectent une pièce libérée, ou s'occupent d'un patient. Le Dr Michaël Benzimra me précise que pour les vingt-deux lits, l'urgence est plus psychologique que médicale, que les cas sont lourds, qu'il est important de les écouter quand ils peuvent parler.

Cependant, je l'assume pleinement, je n'ai pas envie de raconter la visite. C'est insoutenable, à la limite du voyeurisme, quand on n'est pas concerné. J'ai vu des hommes et des femmes au bout de leur vie, tuyautés de partout, épuisés, certains décharnés. J'avoue aussi que l'odeur est irrespirable, due à de nombreuses causes corporelles et médicamenteuses, au risque d'en avoir la nausée. Après la deuxième chambre, j'ai préféré renoncer à la visite.

Certains quitteront le service, ils y reviendront peut-être… pour mourir. Les médecins sont tiraillés quand il s'agit de libérer des lits ; les patients fragiles restent hospitalisés, environ sept jours, repartent mais réapparaissent souvent, via les urgences. En revanche ce service fonctionne, encore, grâce à des soignants formidables et très mobilisés.

Virginie, une femme brune et dynamique, me reçoit dans son bureau, elle est infirmière de coordination, un poste créé avec le plan anticancer. Dans son bureau, sur des étagères, sont posées des têtes en plastique recouvertes de perruques. Sur les murs, des affiches, pour un choix de turbans, d'autres pour des cours d'expression corporelle.

Elle intervient donc après l'annonce faite aux malades, au moment de l'hospitalisation. Elle les accueille, reçoit les familles, organise des activités périphériques, du sport, de la danse, des soins esthétiques, des massages. Diversions nécessaires, petits îlots de détente, pour donner envie de quitter son lit et oublier, pour un temps, le crabe rongeur et meurtrier. Un dispositif gratuit (sauf le sport) qui a fait ses preuves, réelles et statistiques, dans l'amélioration du bien-être des patients.

À sa place, Virginie est épargnée ; pas d'indicateurs d'activité, pas de rentabilité obligatoire, mais une grande disponibilité. Elle est même à la disposition des patients, bien qu'elle admette ne pas toujours conjuguer l'empathie. Certains d'entre eux la vampirisent, d'autres la hantent dans son sommeil. Elle les voit longtemps, parfois elle s'y attache, avoue une compassion particulière pour les femmes jeunes, surtout si elles ont des enfants.

Dans tous les cas, elle préfère privilégier, à défaut d'une guérison, le confort de l'esprit et du corps, ce qu'il reste quand la vie abdique. Plus encore en phase terminale, au moment d'accorder au malade ses dernières volontés exprimées.

– J'ai grandi grâce à ce métier, j'ai d'abord travaillé dans un service de soins palliatifs. Je suis rompue à la souffrance. Et puis, je viens d'une famille de paysans, les gens mouraient à la maison ; on accédait, sans réfléchir, à leurs demandes… Même enfant, je leur donnais à boire ou à manger sans problème. On les gardait trois jours à la maison, avant de les enterrer. Je sais combien la vie est précieuse. Ma mère m'a dit que, quand j'étais petite, mes poupées étaient toujours malades, je passais mon temps à les soigner, à les bander, en leur parlant. Ma vocation vient de loin… Je suis convaincue que sans une vie privée équilibrée, on ne tient pas dans ce métier, on se fait du mal et on malmène nos patients.

– Comment appréhendez-vous la mort ?

– Même pas peur. Pendant mes week-ends j'essaie de tirer le rideau, de me dépenser physiquement, dans la nature. Dans ce service, j'ai vu de jolies choses, même si cela peut paraître incongru, et malgré la morbidité apparente : deux patients se sont mariés civilement ici… Un jour, on s'est arrangés pour descendre un malade dans le parking, pour qu'il puisse saluer son chien. Je me suis même opposée à la chimio d'un monsieur très âgé, il voulait mourir tranquille chez lui, les médecins m'ont entendue. Les dernières volontés sont poignantes, mais essentielles. Je rappelle systématiquement au malade que tout doit être fait avec son consentement. On donne encore plus à ce stade de la vie, nos moindres actes ont un sens. J'essaie de garder tout mon discernement, je n'ai pas envie d'être le bras humain de l'acharnement thérapeutique. Et je crois que ce sentiment est partagé dans notre service, parce que l'éthique est une donnée importante de notre travail.

Virginie retourne sereinement à ses papiers, et à son téléphone. Elle garde toujours un lien avec les patients ou leurs familles, et ne laisse jamais personne dans l'expectative.

Au bout d'un couloir, les deux grandes salles de chimio accueillent les patients, qui ont été vus et briefés par les médecins dans un petit box, en toute confidentialité. La chimio, sa nécessité, sa durée, ses effets secondaires sont à nouveau expliqués, détaillés, et les patients abordent sans tabou les questions qui les préoccupent. Une chimiothérapie est toujours agressive, elle fait peur, même si elle entraîne une rémission ou une guérison. La thérapie est longue, épuisante, un peu mystérieuse pour tout ce qu'elle anéantit sur son passage. Alors oui, patience et abnégation pour le malade, patience et compréhension pour les soignants.

Tania est arrivée avec sa compagne, ensemble elles sont joyeuses, elles rient et se font des câlins. Tania me sourit, contente de me présenter son amie, qui lui injecte de l'affection et de la joie de vivre, avant de la quitter pour quelques heures.

Laura, une jolie infirmière de 28 ans, grands yeux sombres maquillés et cheveux tirés en queue-de-cheval, l'introduit dans la grande salle lumineuse. Laura porte un masque et une charlotte, pour prévenir toute infection, même minime, qui pourrait contaminer les malades. Avenante et pétillante, elle installe Tania sur le fauteuil, place ses perfusions, introduit sous la peau le réservoir de médicaments, en commentant ses gestes, et en vérifiant précisément son identité pour éviter toute erreur thérapeutique. Et parce que derrière les gestes techniques, soignants et soignés doivent faire alliance pour mener à bien tout traitement. On ne s'apitoie pas plus qu'on ne se blinde, quand on rencontre des personnes atteintes de maladies graves et durables. L'empathie des soignants ne se niche pas forcément dans de grands sentiments, ni dans l'expression emphatique de leurs émotions. Il suffit parfois d'un sourire, d'un trait d'humour, d'une main posée sur un bras ou sur une épaule…

Tania a toujours un livre et son carnet de notes dans son sac. Pourtant, au bout de dix minutes de conversation, elle me surprend par cette question qui, dit-elle, la taraude :

– Qu'en pensez-vous ? Dois-je me battre ou attendre tranquillement la fin de ma vie ? Je ne sais plus.

– Madame, surtout ne pas attendre, vous ne seriez même pas tranquille, intervient, en riant, le patient qui lui fait face. Battez-vous, y'a pas le choix. Moi je ne suis pas verni avec les multiples cancers dans ma famille, c'est dur dur, mais voyez, je suis encore debout, je vais travailler après cette séance, il me reste vingt minutes. Je lutte sans relâche. Pas envie de crever.

Les autres patients lisent, somnolent, ou bavardent avec un accompagnant, auquel ils ont droit. Selon le moment de la journée, on sert une collation ou un repas.

Pour préserver la tranquillité de tous, une place est réservée, derrière un paravent (ou en chambre), en cas de réaction allergique, de crise de panique ou de larmes.

Étonnante atmosphère dans cette salle de chimio. Paisible et anxiogène à la fois. Douce, grâce aux gestes calmes des soignants, dure, à cause des produits injectés. Sombres pensées des patients, néanmoins éclairées par la lumière du jour, ou espoirs secrets d'emporter cette lutte contre leur propre corps. Vers quoi, vers qui dérive leur esprit ? Reste-t-il fixé sur la maladie, la douleur, un être cher, des souvenirs ou des lendemains qui chanteront ? La maladie comme la vieillesse ramènent à soi, rien qu'à soi. Sourires des infirmières, regards inquiets, ou résignés, des malades. Tant de paradoxes générés par l'ombre lointaine de la mort, et cette vie qui s'agrippe et continue, perfusée à petites doses. Une question existentielle se pose ici, plus que partout ailleurs, et chacun la résout avec sa propre conscience.

J'ai quitté Tania, en convenant de nous appeler pour prendre des nouvelles l'une de l'autre. Elle était rassérénée, n'ayant qu'une hâte, rentrer chez elle et se reposer en attendant la semaine suivante.

Je suis sortie de l'hôpital, avec un fond de tristesse, touchée par l'idée de la vie chamboulée de toutes ces femmes, de tous ces hommes qui ont rendez-vous avec l'inconnu.

À ce moment précis, je dois l'avouer, je suis soulagée de n'avoir jamais rencontré aucune de mes relations, ni dans cette salle, ni ailleurs dans l'hôpital. Parce que l'hôpital est un paradoxe ; ce lieu public ouvert à tous, et aussi un lieu de l'intime… J'aurais ressenti toute rencontre fortuite comme une indiscrétion ou une intrusion, comme si j'entrais dans la chambre à coucher ou la salle de bains de quelqu'un que je connais, un peu, mais pas trop… On y vient pour soi, pour voir un ami, une amie, un proche de la famille, pas pour se croiser ni pour échanger quelques amabilités et repartir, en toute désinvolture, comme si rien ne s'était passé. Si l'hôpital ne doit pas être sanctuarisé, sa froideur apparente permet, malgré tout, de préserver l'intimité de ceux qui y restent, pour un temps, ou pour longtemps.

LA SANTÉ, NOTRE BIEN À TOUS

Chaque jour, l'une des quatre psychologues du service passe dans les salles, pour discuter, écouter et soutenir les patients. Les traitements du cancer sont aussi agressifs que la maladie elle-même, alors au moment où l'on pique un malade, la psychologue tente de décentrer son attention par la parole, ou une technique de respiration. Atténuer la douleur par tous les moyens, la nommer, l'enrober de mots, ou l'occulter quelques minutes aide à la surmonter.

Sophie Younès est présente dans le service depuis vingt-cinq ans. Sa longévité est motivée par l'humanité profonde et les valeurs qui animent les soignants ; elle leur attribue une fonction proche de celle de « la mère suffisamment bonne », c'est-à-dire bienveillante sans être trop débordante, décrite par le célèbre psychanalyste Winnicott. Même si de nombreux médecins, pris par la technique, ne remercient « jamais assez » leurs équipes, ou semblent à peine proches d'elles, même si parmi les soignants il y a aussi des ronchons ou des maltraitants, tant pis, la finalité reste le soin… Chacun le pratique à sa manière, avec sa propre histoire.

Sophie Younès, expérimentée, tonique et attentionnée, a choisi l'approche psychocorporelle, la sophrologie, pour soutenir les patients. Elle propose d'enregistrer chaque séance, pour que celles ou ceux qui le souhaitent puissent la refaire chez eux. Selon elle, la conscience corporelle est importante, car dans un parcours médical, la dimension du corps est oblitérée par l'imagerie, les investigations techniques, le numérique. Or quand on est malade, surtout d'un cancer, il faut se réapproprier son corps, cesser de le voir comme un objet. Le laisser filer c'est l'abandonner un peu à la tumeur, et aux médicaments. Rester à l'écoute de soi, être son propre soignant, c'est une façon positive de participer au traitement, sans céder à la panique.

«À l'hôpital, à cause de la maladie, on lâche des choses, des émotions, qui sont sous contrôle dans la vie quotidienne. Le corps devient ennemi, il s'oppose alors au désir d'enfant, quand, par exemple, je suis des femmes traitées pour une endométriose. En oncologie, il doit être ami, s'apaiser, pour permettre à l'esprit de tenir la vie. Quand la maladie est là, il est important qu'elle serve aussi à réfléchir, à revenir à soi.

J'ai été moi-même patiente à l'hôpital, au bloc j'ai entendu des soignants se plaindre du sous-effectif, c'est angoissant pour le malade qui se demande entre quelles mains il va tomber. Plus tard, en salle de réveil, deux infirmières n'en finissaient pas de parler de leurs vacances, alors que j'essayais d'attirer leur attention, parce que j'avais envie de faire pipi.»

Comme on la comprend. Mais n'est-ce pas le propre de la collectivité? Chacun compte sur l'autre, pour pallier les faiblesses d'un système, quel qu'il soit… Ou pour fuir une responsabilité, ou tout bêtement en faire le moins possible.

À corps malade, corps dépendant. La douleur s'ajoute à la perte d'autonomie, elle peut envahir le psychisme. On le sait aujourd'hui, 30 % de la population souffrent de douleurs chroniques, parce que la longévité de la vie, parce que la chronicisation du cancer et le manque d'activité physique… Comme si un corps malade paralysait le mouvement autant que la pensée, alors que justement il faut parfois tenir ses rênes et surmonter le lâcher-prise. Bouger, malgré le mal ressenti, laisser émerger des images ou des idées positives, tout est bon à prendre… Le gouvernement a donc développé et financé entièrement le plan anticancer, mais aussi la prise en charge de la douleur.

Le centre antidouleur, dirigé par le Dr Marguerite d'Ussel, s'efforce de réduire au maximum les douleurs des patients à l'hôpital. Les initiatives engagées, l'ergonomie, les consultations d'écoute ne rapportent pas d'argent à l'établissement. Il est plus simple et moins cher de donner des antalgiques ou des morphiniques, que d'envisager des travaux pour faciliter la mobilité des malades, ou de former des soignants pour soulager les patients. Mais le bon sens, la volonté sont du ressort des thérapeutiques proposées par Marguerite d'Ussel, en accord avec la direction de l'hôpital.

Une première consultation peut durer jusqu'à une heure et demie. Elle revisite l'histoire des patients, évalue leurs douleurs, mesure leur angoisse. Ils se livrent, éprouvent, analysent avec son aide et une équipe pluridisciplinaire. Les parties du corps douloureuses sont localisées, examinées, touchées, parfois massées. Et ça marche, le corps remis en mouvement se tait, quelques maux s'estompent ou disparaissent, au profit d'un mieux-être. Les malades apprennent à vivre avec leurs douleurs, à les penser plutôt qu'à s'évertuer à les vaincre. Il est important de les accepter, de « faire avec », surtout quand elles deviennent chroniques, sinon elles se transforment vite en source d'anxiété, ou en détresse morale. De la réparation des corps on passe, en douceur, à la quête du mieux-être.

Une mission qui passionne cette généreuse quadragénaire, parce qu'elle repose autant sur l'écoute de l'individu, son rapport à la maladie, que sur les actions, à long terme, des soignants.

Retour en salle de chimio.

Laura m'accorde un entretien, durant sa pause au poste de soins, contente de s'asseoir enfin...

Les corps malades ne la rebutent jamais. Sauf pour sa première toilette... Elle s'en souvient, elle avait dix-huit ans, face à un homme âgé, pudique ; elle ne savait pas comment s'y prendre, ses gestes hésitaient et lui, fatigué, ne l'aidait pas vraiment. Aujourd'hui, le stress monte, quand elle installe des femmes jeunes et qu'elle s'interroge, ou se projette, sur leur avenir. Elle est maman d'une petite fille... Ou bien si elle est agressée verbalement parce qu'un malade, en état de faiblesse, l'accable de sa mauvaise humeur, ou qu'il est mal embouché et naturellement désagréable.

– Mon métier est une vocation, même si beaucoup d'entre nous hésitent à employer ce terme à cause de sa connotation religieuse. Toute jeune, je savais déjà, j'avais choisi de faire mon stage de troisième chez une infirmière libérale.

– Vous êtes pourtant dans un service où l'on souffre, et où l'on meurt beaucoup ?

– Oui, cela m'affecte encore, du point de vue émotionnel, mais je peux en parler avec mes collègues. On fait circuler la parole, c'est réconfortant. J'aimerais bien passer en chambre plus tard, pour aider les patients en fin de vie. Ils ont perdu tous leurs repères, il me semble important de les dorloter, de les faire partir tranquilles, pour qu'ils finissent décemment leur vie dans un corps bien entretenu, comme lorsqu'on vient au monde. Je me demande si naître à la vie n'est pas aussi douloureux que de la quitter, sur le plan physique du moins. Un corps est une personne, pas une construction d'organes. Je fais ce métier au nom d'une valeur humaine, la dignité.

Je ne pense pas chiffres, ceux qui nous parlent d'argent ne connaissent pas notre profession.

Caroline, cadre de santé du service, tient le même discours. En dix-sept ans d'exercice, elle constate une hypertrophie des postes administratifs, au détriment des postes de soins. Tout est « protocolisé », l'initiative n'est plus de mise. Elle déplore le manque de contact des médecins avec les malades, le tout-informatique, qui réduit, pénalise des gestes simplement humains.

Elle se souvient d'avoir vécu un moment unique dans ce même service, il y a sept ans : une jeune migrante de vingt ans se fait hospitaliser, via les urgences, pour un cancer du sein. Elle est dans l'illégalité, mais elle est admise et traitée, en chimio, pendant neuf mois… avant de mourir.

– Aujourd'hui, on ne pourrait plus faire ça, regrette Caroline, avec de la colère dans la voix. On garde les plus démunis un certain temps, puis faute de moyens, on les renvoie chez eux, même s'ils ne sont pas en voie de guérison. Cela me semble contraire à l'éthique. Alors que par ailleurs, tous les hôpitaux français développent ce qu'ils appellent une patientèle internationale, de préférence riche, et rentable. En dix-sept ans d'exercice, je n'ai jamais vu ça, je n'ai pas l'impression de travailler dans le même établissement et si c'était à refaire, je ne recommencerais pas.

– Les patients ont-ils changé ?

– Vous savez ce qu'on dit d'une infirmière ? Ni bonne, ni conne, ni nonne… Mais oui, le système hospitalier n'est pas seul responsable de tous les dysfonctionnements, les patients sont exigeants, parfois insultants, comme certains parents le sont avec les profs dans les écoles. J'en ai entendu me dire que certains accents de soignants n'étaient pas français… Et puis, ils veulent tout et tout de suite. Ils savent tout avant d'apprendre, mais je n'oublie jamais qu'ils sont, eux, en état de faiblesse, et que je ne suis pas là pour refaire leur éducation. De jeunes étudiantes infirmières contestent parfois leurs notes, recomptent leurs heures de travail, ne viennent pas pour cause de règles… Je parle comme une ancienne combattante, mais je me souviens d'être allée au boulot avec la fièvre, et même les jours de très très grande fatigue. Du coup, les équipes sont instables, on fait rarement une longue carrière au même endroit, cela entraîne un grand *turn-over*. La vocation a changé, l'hôpital suit l'évolution de notre société, nous tenons grâce à notre passion, aux équipes avec lesquelles nous travaillons, en toute solidarité. Sans cette solidarité l'hôpital irait bien plus mal…

Certes, mais pour son directeur, Patrick Lajonchère, ingénieur de formation, l'hôpital continue de se préoccuper du collectif; un soignant qui a besoin de parler trouve toujours un interlocuteur, même dans son bureau. Ce qui n'empêche pas le pragmatisme, quand il faut gérer 2 300 salariés. « La santé est un bien collectif important, précise-t-il, une richesse humaine, son financement doit s'effectuer dans un sens citoyen, en tenant compte des changements de mode de vie et de l'accroissement de la démographie. L'hôpital doit s'adapter pour ne pas couler, et le management reste un atout majeur. Je suis convaincu qu'il faut diriger l'hôpital comme une entreprise, y compris avec écoute et empathie. »

Après notre entretien, Caroline rejoint une réunion de concertation pluridisciplinaire demandée par le Pr Raymond, à laquelle je suis conviée. Tous les établissements publics sont tenus d'organiser cette concertation transversale, dans le cadre du plan anticancer.

Autour de la table, Éric Raymond bien sûr, des infirmiers, le chef du service de gynécologie, le Dr Éric Sauvanet, d'autres médecins, la responsable du laboratoire de biologie de l'hôpital, un chirurgien esthétique (pour les cas de reconstruction mammaire), et un confrère de l'hôpital Pompidou, partenaire du service pour les radiothérapies.

Les patientes dont on parle ici sont jeunes, parfois très jeunes. Beaucoup de cancers du sein, de projets de grossesse ajournés. L'une des gynécologues alerte ses pairs sur une femme qui traîne une tumeur depuis pas mal de temps, mais refuse de se faire opérer ; elle tourne en rond avec sa psy, qui la maintient dans l'irrésolution. Le Pr Raymond propose d'orienter cette patiente vers une rencontre avec Sophie Younès, pour infléchir les suites de son traitement.

En fin de réunion, Éric Raymond signale à ses confrères qu'il est temps pour chacun de préparer le bilan chirurgical annuel, obligatoire à l'échelon national.

Sur cette touche administrative, je quitte le service d'oncologie, quelque peu éprouvée, néanmoins rassurée de savoir que les vivants, comme les mourants, y sont bien accueillis. Que les soignants décident, envers et contre tout, « d'ajouter de la vie aux jours, lorsqu'on ne peut plus ajouter des jours à la vie ». Je n'ai pas retrouvé l'auteur de cette phrase, mais elle est si juste.

AU SERVICE DES USAGERS...

Ce jour-là, je décide de me détendre, d'échapper aux émotions qui infusent en moi, à petites doses, depuis le début de mon enquête.

Premier rendez-vous à la pharmacie de l'hôpital, ensuite au service des relations avec les patients. Ici et là, pas de corps alités, pas de regards perdus ou implorant une rémission quelconque, pas d'odeurs. Ni sang, ni sueur, ni larmes.

Première étape, la pharmacie. Ou la froideur des molécules, des boîtes en carton, des centaines d'instruments et des milliers de médicaments, censés maintenir la vie. Pendant la souffrance, les recherches continuent pour soulager, guérir toutes les générations de patients d'hier et de demain.

La seconde étape, le service des relations avec les patients, ou avec les usagers, c'est selon… Des mots, des lettres, des formulaires, des réclamations, des remerciements, des demandes d'explications, des litiges réglés à l'amiable ou devant les tribunaux. Quand la maladie est vaincue, on cherche un responsable, on sort de l'hôpital empli de gratitude ou de rancœur. On a envie de dire merci ou… merde. On fustige les soignants qui ont eu un excès de mauvaise humeur, pire, une attitude froide, que l'on interprète comme de l'indifférence. On en veut à l'administration, on critique la nourriture, on porte au pinacle le médecin qui vous a sauvé la vie. On adore l'infirmière qui vous a coucouné. Bref on redevient humain, français, grincheux, en oubliant tout le bien que dispense notre système de santé.

La très grande pharmacie s'étend derrière une épaisse grille en métal. Un téléphone sur le côté, pour s'annoncer, car on ne pénètre dans ce bunker que si l'on y est autorisé.

Face à cette grille, un guichet, pour récupérer les médicaments appartenant à la catégorie des stupéfiants, à savoir la morphine, les antalgiques, les anesthésiants et leurs dérivés. Un sas nécessaire pour une sécurité maximale, en dépit de quelques vols.

Un monde sans âme, où l'on stérilise tous les instruments, y compris ceux du robot Da Vinci, destinés aux blocs, aux laboratoires, aux salles d'imagerie ou aux divers services médicaux.

La gestion des stocks occupe les deux tiers d'une surface de 2 000 m^2. Dans ce lieu, où circulent des diables, des chariots, des piles de cartons, on trouve aussi des médicaments propres à l'hôpital, les antibiotiques, les remèdes utilisés pour le traitement du sida ou les cancers. Dans les chambres froides, stériles, des préparateurs gèrent les essais cliniques pratiqués en ambulatoire. Atmosphère particulière, qui pourrait aussi bien être instaurée ailleurs que dans un hôpital.

Certaines salles, équipées de boxes protégés, sont dédiées aux préparations des poches de chimio. On y entre en surprotection, formation à l'appui bien sûr, avec des masques et des gants. Il faut le savoir, nous vivons dans un bain permanent de bactéries de toutes sortes, les unes banales, les autres fautives, parfois fatales.

Au total une centaine de personnes, des préparateurs, des pharmaciens, des internes et des magasiniers, fournissent l'ensemble de l'hôpital. Ils se rendent dans chaque service pour gérer les flux, puisque les chefs de chaque unité sont responsables de leurs stocks, auxquels seuls les soignants ont accès pour constituer les piluliers individuels. Il arrive aussi qu'un pharmacien aille au chevet d'un malade, pour constater des effets secondaires inopinés, ou changer un traitement, en concertation avec le médecin.

Yvonnick Bézie, responsable de la pharmacie, est plutôt satisfait de cette organisation qui permet aux pharmaciens d'être reconnus, de jouer un rôle efficace dans le parcours de soins.

– Notre action est rapide, utile ; on traîne plein de fantasmes sur l'unité pharmaceutique d'un hôpital, or il ne s'y passe rien d'exceptionnel, en revanche une gestion rigoureuse est absolument nécessaire. Certes on nous a réduit les horaires et le personnel, nous subissons comme tout le monde la pression économique, mais je m'adapte.

L'hôpital n'est plus seulement le lieu où l'on doit être soigné, guéri, il a désormais ses usagers, comme à la SNCF… Depuis que la loi Kouchner permet au malade d'accéder, légitimement, à son dossier, il existe à l'échelon national une Commission des usagers. Qui dans la prochaine réforme pourront exprimer, plus fort encore, leur avis sur la qualité de leur prise en charge.

Après les soins et l'éradication des maladies les plus contagieuses, nous entrons de plain-pied dans l'ère du mieux-être, et sans doute de la prévention massive. Autrement dit, la santé est un dû, chacun fait part de sa satisfaction ou de son mécontentement. Verbalement bien sûr, mais aussi par mail ou par lettre. Chaque établissement a créé un service de relations avec les patients, qui gère les doléances, les aléas médicaux, les erreurs, les liens soignants-patients, les incivilités et les problèmes des personnels en souffrance. Ainsi s'instaure la gestion de ce bien collectif qu'est la santé.

Sylvie Cassi, ex-infirmière, dirige cette unité de pas moins de sept employés. Elle reçoit environ mille cinq cents demandes d'accès au dossier, par an. Rien de plus normal. Ce qui l'est moins, ce sont les malades mécontents du contenu de leur dossier, qui harcèlent l'hôpital pour que les médecins le modifient.

Une dose de dérision ne peut pas faire de mal… N'est-ce pas Coluche qui disait, avec toute sa gouaille, « La médecine est un métier dangereux. Les clients qui ne meurent pas peuvent porter plainte » ?

Des formulaires de satisfaction sont distribués aux patients, dans tous les services, avec une trentaine de questions sur la prise en charge globale, les explications reçues sur leur état de santé, le déroulement des soins, l'accueil des soignants, la prise en compte de la douleur, l'hôtellerie, les repas, les nuisances sonores, les modalités de sortie et l'éventuelle continuité des soins à domicile, etc.

Les problèmes du séjour, les difficultés de communication avec le personnel sont en général réglés sur-le-champ. Sylvie Cassi ou l'une de ses collègues se rendent sur place et tentent une médiation avec les soignants, le patient ou sa famille. Cela se résout plutôt bien et vite. Tant mieux, car j'ai quand même noté, pendant mes incursions dans les services, que quelques soignants et médecins, même aimables et compétents, n'aiment pas que les familles posent trop de questions ou contestent leur savoir. Il me semble pourtant que cette démarche est totalement légitime, qu'il est important de partager le savoir. Bien connaître la maladie d'un proche aide l'entourage à le soulager, en parler avec lui, et le soutenir au mieux dans son parcours médical et psychologique.

Plus problématiques sont les incivilités, les agressions, de plus en plus nombreuses surtout aux urgences, au point que parfois l'on doive appeler la police, et ce malgré la charte de bientraitance affichée partout dans l'hôpital. L'Assistance publique est son propre assureur, mais pas les hôpitaux généraux. En cas de litiges il faut recourir à des expertises, accompagner les protagonistes au tribunal. Ce qui arrive souvent, par exemple, dans le service d'orthopédie, qui accueille des accidentés de la route ou du travail. Ou en maternité, pour des cas d'embolies amniotiques.

– Le pauvre père qui a perdu femme et enfant se retourne contre nous, c'est rare, heureusement. Mais on n'oublie pas les soignants, au contraire; ceux qui souffrent dans le cadre de l'hôpital, on les oriente vers des psys en ville, et on les suit. Un jour, une patiente a fait une tentative de suicide dans sa chambre, elle baignait dans son sang; les infirmières qui l'ont découverte étaient très secouées. On les a tout de suite prises en charge.

Sylvie Cassi se souvient aussi des remerciements adressés par les patients.

Huguette par exemple. À 76 ans, elle a pris la peine d'écrire à l'hôpital. Après quatre mois d'hospitalisation, suite à un AVC, elle a été ravie de l'accueil, de la gentillesse du personnel, « toujours aux petits soins ». Et surtout de la préparation du retour à la maison. Toute la famille a été convoquée, pour savoir qui s'occuperait d'elle et comment. Un ergonome est venu visiter l'appartement, il en a pris les mesures précises, a évalué les espaces de la salle de bains, de l'ascenseur, du couloir, pour être sûr qu'elle pourrait s'y mouvoir aisément. Il lui a même donné des conseils pour aménager sa chambre.

Il est reparti avec une boîte de chocolats et toute la gratitude d'Huguette.

Par ailleurs, des réunions de concertation pluridisciplinaires se tiennent régulièrement, pour faire un point sur les problèmes ponctuels, améliorer la communication entre les soignants, ou attirer l'attention sur un dysfonctionnement signalé par un patient.

L'hôpital appartient à tout le monde, sa mission de service public l'oblige à rendre des comptes, et les patients ne se gênent pas pour le lui rappeler.

DES MÈRES ET DES BÉBÉS

8 h 30. Ce lundi, j'ai rendez-vous au staff de la maternité. Il fait chaud sous le ciel gris. Le 62, ce bus que j'emprunte chaque jour pour me rendre à l'hôpital, est encore bondé de travailleurs matinaux, de gens bizarres aussi, les uns ont le regard fixe ou lointain, d'autres semblent très fatigués, mal à l'aise... Il faut dire que la ligne mène à l'hôpital Sainte-Anne. Ceci expliquerait donc cela... Quelques tenues d'été sont déjà sorties, les étals des marchés que je vois débordent de fruits et légumes, de robes légères et de paniers provençaux... Agréable perspective.

En arrivant dans le hall de l'établissement, je suis stupéfaite de voir une foule compacte d'hommes, debout, en costume-cravate, et quelques femmes assises ici ou là. Ils sont au moins une cinquantaine. Que se passe-t-il ? Une grève ? Un mouvement de contestation ? Un congrès ? Je cherche un indice, une pancarte... Rien de tout cela. Je m'approche d'un homme à la moustache grisonnante, la mine grave, les mains dans les poches. Il écoute ma question. Il est apparemment gêné de me répondre, mais y consent, brièvement.

– C'est un décès, madame, nous avons perdu l'un des nôtres.

Je me dirige vers le bureau d'accueil des bénévoles. Une femme, visiblement habituée du lieu, m'explique que dans la cité d'en face une majorité d'habitants sont des gitans sédentaires. Malgré l'apparence tranquille de ces immeubles, il arrive que certains règlent leurs comptes la nuit, en pleine rue, avec ou sans armes, d'autres, plus tranquilles, fréquentent régulièrement l'établissement. Dès qu'un décès endeuille « leur tribu », ils déboulent tous pour honorer le défunt. Pourquoi pas ? Quinze minutes plus tard, la foule forme un cortège silencieux, et avance lentement le long des espaces verts intérieurs. En France, à l'hôpital public, au cœur de Paris, n'en déplaise aux xénophobes, on accepte aussi ce genre d'hommages, sans discrimination aucune.

La maternité, de bonne réputation, est située au centre de l'établissement. À part qu'ici, et ça fait du bien, on n'est pas malade, on vient pour le bonheur en plus, pour y cueillir la vie ! On compte trois mille cinq cents naissances par an, trente-huit sages-femmes, sept obstétriciens (dont un seul homme), quarante-quatre lits en suites de couches, et sept pour des grossesses pathologiques.

Au deuxième étage, autour de la grande table de réunion, une trentaine de femmes, pédiatres, infirmières, sages-femmes, auxiliaires de puériculture, et deux hommes, l'obstétricien et le Dr Azria, le chef du service. Pas de surprise dans ce staff hebdomadaire, on passe en revue les accouchements du week-end, on signale les complications ou les cas difficiles, les entrées et les sorties de la semaine. Où l'on voit que certaines sages-femmes, les traits tirés, ont passé de longues nuits, d'autres, au teint plus frais, s'apprêtent à prendre la relève.

En fin de staff, le Dr Azria me présente à l'obstétricienne de garde.

Ensemble, nous descendons au sous-sol. Entre les urgences gynécologiques et celles de maternité, neuf salles de naissance. Dans le large couloir, une femme attend sur un brancard ; elle est très pâle, l'homme qui l'accompagne semble très inquiet. L'alerte est donnée, elle sera examinée dans les minutes qui suivent.

Au poste de soins, à 9 heures du matin, c'est déjà le désordre et l'effervescence. Le jour prend le relais d'une nuit apparemment agitée. Un médecin appelé en urgence fait son rapport. En bruit de fond, les bips ininterrompus des monitorings de surveillance scandent les multiples échanges des soignants sur le travail en cours. Un bébé vient de naître, un autre pointe sa tête, une femme est « en travail », une autre en observation, une urgence est annoncée… Le flux incessant de l'humanité !

Dans la chambre 9, la jeune femme vient d'accoucher. Des odeurs très fortes se mélangent. Le bébé nettoyé et habillé dort en toute quiétude, dans les bras de son papa assis dans un grand fauteuil près du lit. Cette petite fille ne quittera plus sa mère pendant tout le séjour. Seuls les nouveau-nés en difficulté passent dans la nurserie, attenante au poste de soins.

La maman est épuisée, mais son sourire exprime son bonheur tout neuf. On lui enlève les sondes, son ventre est douloureux, elle saigne encore beaucoup, il faut l'aider à évacuer quelques caillots qui encombrent son utérus.

L'obstétricienne de garde, que je suis pas à pas, avoue son émotion à chaque naissance.

– Jamais blasée ! J'aime encore accompagner l'émerveillement des parents. Ici notre plateau technique est formidable. Même si nous courons après le temps, faute de personnel, l'hôpital compte beaucoup sur le dévouement des équipes, sur leur savoir-faire et sur notre empathie avec les couples.

– La routine ne s'installe jamais…

– Non. En maternité, on ne s'occupe pas que d'un ventre, chaque femme accouche avec son histoire, et, même si on ne les voit pas longtemps, on en perçoit des bribes, et on crée l'un des tout premiers liens avec son enfant. J'ai vu des rejets du bébé, des moments de panique, des larmes de bonheur, des femmes seules et tristes, d'autres très entourées. Il y a toujours un moment où, malgré leur implication et l'évolution des mentalités, les hommes font un pas de côté, comme s'ils restaient spectateurs de la naissance.

La maman pose des questions, le médecin donne des réponses détaillées et promet de repasser dans une petite demi-heure. Le papa reste silencieux, il contemple sa petite fille, mais ne perd pas un mot de la conversation.

Une toute jeune auxiliaire de puériculture, enjouée, entre dans la salle quand nous en sortons.

– Nous passons toutes les quinze minutes, pour vérifier que le bébé va bien, dès qu'il est patraque on l'emmène. Je ne suis là que depuis quelques mois, mais j'adore ce métier, on met la vie en marche, c'est magique et émouvant. On participe à toutes les premières fois, celles du nouveau-né quand il tête, des parents quand ils le découvrent, c'est tout le temps différent. On ne connaît pas la routine émotionnelle.

Dans la chambre voisine, une femme enceinte attend sagement son échographie. Son compagnon, homme trapu, bedonnant, aux tatouages bien visibles sur les bras et le cou, fait les cent pas. Image-cliché d'un père impatient, ou inquiet, dans une maternité. L'obstétricienne doit faire une « version » du bébé qui se présente par le siège, à trente-six semaines de grossesse, et risque de provoquer de fortes contractions. En clair, elle doit tenter de le retourner dans le ventre. L'infirmière prépare l'échographie et le monitoring, l'homme s'approche : à l'écoute du cœur de l'enfant, il s'attendrit et tient enfin en place. Le médecin pose un genou sur le lit et appuie sur le ventre de la mère, en tentant, délicatement, des rotations.

Vingt minutes plus tard, échec de la « version ».

– On y parvient une fois sur deux, précise-t-elle, ce n'est pas bien grave, on avisera à la prochaine échographie, si elle ne revient pas avant. Si l'enfant se présente toujours par le siège, cela peut changer au moment de l'accouchement, sinon au pire on pratique une césarienne.

En général, deux heures après la naissance, mère et enfant remontent à l'étage « suites de couches », pour deux ou trois jours, plus en cas de césarienne ou de complications.

Une file de berceaux nous accueille à la sortie de l'ascenseur, les couloirs sont calmes, la lumière du jour inonde l'unité. Dans chaque espace d'attente, une rangée de livres. Ils viennent sans doute de la bibliothèque de l'hôpital. Pour la décoration ? Peut-être, car je n'ai vu personne les feuilleter ou les lire, je suppose que l'attente empêche la concentration, mais l'intention est bonne. Une fois de plus je suis surprise par la propreté de cet hôpital ; il faut dire que le ménage est soigné, tant à l'intérieur que dans les jardins alentour.

Je fais la visite des parturientes avec Samia, une sage-femme d'expérience, tonique, chaleureuse. En longeant les couloirs, Samia m'avoue qu'elle déconseille à ses enfants d'entamer une carrière de sage-femme ou d'infirmière.

– Il n'y a plus l'élan d'humanité qui caractérise ces professions ; quand j'ai commencé, je voulais sauver le monde, le parcourir à bras ouverts. Aujourd'hui tout est morcelé, je n'ai plus toutes les cartes en main, notre métier est plus ingrat.

Ainsi, déplore-t-elle d'emblée, le cynisme et la course à la rentabilité qui gagnent le domaine de la santé.

– La réduction du séjour d'hospitalisation, les suites de couches, les contrôles effectués sur le nouveau-né sont si rapides que des mères, une fois parties, reviennent nous voir, par peur de ne pas savoir affronter un problème. Et parce qu'il n'y a plus beaucoup de pédiatres en ville, que les centres de PMI ne sont pas forcément près de leur domicile. On leur donne beaucoup d'informations au moment de leur départ, mais chez elles, si elles sont seules, elles paniquent… De plus, le principe de précaution brouille les pistes de l'urgence ; les protocoles, démultipliés, laissent peu de souplesse pour la prise en charge de l'accouchement. L'instinct et l'initiative personnelle des sages-femmes sont ignorés, alors que mettre un enfant au monde est naturel quand bien même la mortalité a fortement diminué dans ce domaine.

Nous entrons dans la chambre d'une jeune maman. Les chambres et leur salle de bains sont très spacieuses, avec de grandes fenêtres qui laissent passer la chaleur et le soleil. Une table à langer est réservée au bébé. Une auxiliaire puéricultrice est en train d'effectuer un test d'audition sur le bébé de deux jours, endormi dans les bras de son père. Elle met du gel sur les oreilles du petit, puis un casque, pour vérifier qu'il réagit aux sons émis par l'appareil.

– Voici un exemple de ce que l'on doit faire dans la foulée de l'accouchement, me dit Samia, comme si on ne pouvait pas attendre quelques jours de plus… Ce test est gratuit, mais il rapporte environ 80 euros à la Sécu, plus encore à celui qui l'a vendu aux maternités. Il nous incombe, parmi les nombreuses autres tâches. Il est vrai que la technologie, la médicalisation de la grossesse ont considérablement abaissé les accidents, mais trop c'est trop. Aucun enfant ne peut être parfait à la naissance, il se développe, à son rythme, mais on ne lui en laisse pas le temps… On nous demande d'être réactifs, rassurants, performants, économes. On remplit des fiches d'événements sur les unes et les autres, ce processus est terrible, on est à la limite de la délation.

Samia en profite pour examiner la mère : elle palpe ses jambes, vérifie l'épisiotomie, la souplesse de l'utérus, tout va bien ! Question-surprise, la jeune femme demande s'il n'y a pas un médicament pour que tout se remette plus vite en place. « Ah ! non madame, tout est normal, vous n'êtes pas malade. Lavez-vous bien plusieurs fois par jour, vous verrez tout ira pour le mieux. Nous parlerons de la contraception demain, avant la sortie. »

De retour dans la salle de détente, Samia me confie qu'il lui faut parfois recadrer les couples ou les mères. Ils sont évidemment stressés par un flot d'informations, par la perspective du retour à la maison ; ils arrivent avec des recettes pour tout, ils sont tellement assistés qu'eux non plus ne laissent pas parler leur instinct (ou leur insouciance).

Il tombe à point nommé… Un père, à peu près 40 ans, nous interrompt poliment :

– Pardon mesdames, est-ce que vous pourriez m'indiquer un ou plusieurs livres pour « gérer » la première année du bébé, ce qu'il faut faire ou ne pas faire ?

– Il y en a beaucoup, répond Samia, quelque peu interloquée par la demande.

Une jeune infirmière prend la parole :

– Vous en trouverez sur Google, ou sur Amazon, ils sont sûrement répertoriés.

Samia me regarde et lève les yeux au ciel…

– Les jeunes mamans font confiance à l'équipe ; mais les femmes bardées de diplômes, ou très bien ancrées dans leur carrière, ont des enfants plus tard, elles se montrent toujours plus exigeantes. Tout doit être prémâché, sous contrôle, comme dans leur travail. La plupart d'entre elles, ou leur compagnon, prennent des quantités de notes lors de chaque visite, sans doute par manque d'assurance, ou parce qu'elles ne supportent pas la moindre incertitude… C'est tout juste si elles ne réclament pas un tableau Excel… Dans certaines maternités, plus petites, les mères sont plus et mieux responsabilisées par les sages-femmes libérales, qui restent disponibles, tout au long de la grossesse.

Il n'empêche, Samia s'attendrit encore à la vue d'un bébé dans son berceau, ou en peau à peau avec sa mère.

– Heureusement que cela me touche encore, ce métier est fait de petits bonheurs, dont on ne se lasse pas. Quel dommage qu'il faille tout faire vite, bien, sans répit !

Nous repartons dans une chambre où une petite famille, dont la jeune mère est médecin, prépare sa sortie. Ils sourient, mais leur stress est manifeste. Samia les rassure. Elle déplace d'emblée le berceau vers la lumière, une position nécessaire pour aider l'enfant à réguler son sommeil, différencier le jour de la nuit. Le père prend des notes bien sûr, l'infirmière qui accompagne Samia précise qu'ils partiront avec une ordonnance pour le lait, qu'ils ont un mois pour déclarer la naissance du petit aux mutuelles et à la Caisse d'allocations familiales. En cas de problème, ou d'inquiétude, ils peuvent s'adresser aux services de PMI (Protection maternelle et infantile), près de chez eux.

Difficile de répondre à tout, de garantir à 100 % la santé d'un enfant. « Le plus terrible, me dira-t-elle plus tard en compagnie d'une pédiatre du service, c'est l'annonce d'une malformation, ou d'une maladie, grave, que l'on détecte ici. Nous avons une petite unité de néonatologie, mais si le cas est sérieux, il faut alors transférer le bébé (vers les services de Necker ou Béclère), calmer l'inquiétude légitime des parents. »

Et la pédiatre d'ajouter qu'elle n'entre jamais dans une chambre avec un ordinateur, l'examen clinique étant la base de son métier. Elle remplit ses tableaux le soir, après les visites. Et constate, par ailleurs, que les bébés sont de plus en plus petits, le nombre de prématurés est croissant, il est donc normal que les parents soient plus anxieux. D'autres sont « carrément casse-pieds, ils veulent rester bio, véganes, orthorexiques, ou je ne sais quoi d'autre… Ils sont bardés de gadgets. Ils viennent avec leurs biberons "bio", leurs langes en tissu, leurs huiles essentielles, on les laisse faire, on ne les oblige pas à entrer dans la collectivité. Ce qui compte c'est la santé, le bien-être et les liens qu'ils tissent avec l'enfant. »

À la pause-déjeuner, la salle de détente se remplit. Chacune réchauffe son plat, déballe son sandwich, prépare sa salade. Samia s'assoit, sans faim, elle mangera un peu plus tard.

Elle raconte un souvenir douloureux et récurrent de sa carrière.

– Une femme qui a connu dix ans de stérilité… Finalement, elle est enceinte. À la fin de sa grossesse, tellement désirée, elle est admise en maternité. Au moment de rompre la poche des eaux, très vascularisée, on touche un vaisseau ; c'est une catastrophe, pour elle, pour nous. Pendant l'hémorragie, le bébé meurt. C'est comme un tremblement de terre, un choc pour tous. J'y pense et je revois ce jour, comme si c'était hier. J'étais pétrifiée, oppressée, je ne pouvais même plus conduire en rentrant chez moi, j'ai dû m'arrêter pour pleurer. Je suis retournée voir la jeune femme, le lendemain, elle avait versé tant de larmes qu'on ne voyait même plus ses yeux. J'avais mal pour elle, pour son malheur, pour cet accident de la malchance. Ce genre d'accident, rare, nous marque à vie…

Elle se souvient aussi d'une autre femme, empêtrée dans un délire insensé, elle tergiversait, jour et nuit, pour mettre le bébé au sein. Une fois oui, une fois non. Elle était totalement paumée. Le papa, largué, pleurait de désarroi. Samia l'a écoutée, vite recadrée et tout s'est apaisé. Le mari en larmes, de gratitude, l'a mille fois remerciée.

PENDANT CE TEMPS-LÀ…

À la nurserie, des bébés pleurent, chouinent ou crient, les mamans apprennent la patience, la manière de les retourner, de les langer et les calmer, à l'instar des puéricultrices qui les accompagnent.

Ellia, une jeune Indienne au regard vif, me confie qu'à son arrivée, elle a été en charge de la biberonnerie, dans le service des accouchements pathologiques.

– Je n'étais pas formée au nouveau protocole, du coup j'étais incapable de faire front ; je tremblais de mal doser les biberons et j'avais peur de tuer les bébés. J'étais dans une telle panique que je cherchais à me blesser pour me mettre en arrêt de travail. Heureusement, la coordinatrice du service a vu mon désarroi ; elle m'a priée de l'excuser de m'avoir imposé cela, et je suis revenue en suites de couches.

– Vous vous en êtes bien sortie ?

– Oui, et là j'ai soufflé ! dit-elle en riant. Parfois, dans la précipitation et la course à l'efficacité, on nous attribue des postes ou des services qui n'ont rien à voir avec notre formation, sans même évaluer les risques encourus. Maintenant je suis contente, j'adore l'atmosphère de la nurserie, et j'espère avoir très vite mon enfant. Ça donne envie. Au moins je connais le mode d'emploi…

Les soignantes qui entourent la naissance d'un enfant répondent souvent à leur propre histoire, les unes la réparent, d'autres la prolongent ou se projettent dans leur future maternité. Le goût du partage est nécessaire, primordial. Bien avant l'empathie, qu'il n'est pas évident d'éprouver à chaque acte, et en si peu de temps.

Le jeune chef de service de la maternité, le Dr Élie Azria, s'inscrit, lui aussi, dans une histoire familiale. Il tente de transmettre la confiance et la générosité dont a fait preuve son propre père, médecin généraliste de campagne, engagé et dévoué. Il reconnaît pourtant que les temps ont changé. « Les jeunes praticiens, j'en fais partie, sont plus individualistes, et préservent leur vie privée. Mais cela ne m'empêche pas d'être pleinement concentré, quand je suis à l'hôpital. »

Enseignant à l'université Descartes, chercheur à l'Inserm, il se dit à la fois heureux et frustré par ses multiples activités. Il s'en tient donc à l'obstétrique, plus qu'à l'écoute des femmes dévolue aux « formidables » sages-femmes de son équipe, en contact permanent avec les mamans.

Attentif et précis, il examine les futures mères avec douceur, répond à toutes leurs préoccupations, sans toutefois s'enquérir de leurs états d'âme. Je reconnais que lors des consultations auxquelles j'ai assisté, elles ne cherchent pas non plus à les partager. Elles s'informent, se rassurent, et s'en vont…

Pourtant, un dialogue m'a étonnée. Le Dr Azria palpe le ventre de la jeune femme :

Lui : – Ça bouge bien ?

Elle : – Oui ça va, ça bouge bien…

Qui est « ça » ? Mais oui, il s'agit bien de l'enfant à naître. Bizarre de le désigner dans une telle neutralité. Et dire que l'on nous serine depuis quelques décennies que le bébé est une personne, et non pas un « ça » sans affect…

Sur son ordinateur, le médecin lit les données concernant la jeune femme suivante.

– Il y a un temps pour la consultation clinique, un autre pour fixer les données. Je fais en sorte que la technologie reste à mon service, pas le contraire. Dans tous les établissements publics, la gestion et la profusion d'indicateurs restreignent notre liberté, mais en même temps, elles nous stimulent. Nous travaillons pour la collectivité, il n'y a aucune raison d'en gaspiller l'argent, d'aller à l'affrontement à tout bout de champ. Le temps des mandarins est révolu, du moins dans cet hôpital, peut-être pas à l'Assistance publique. Si le paternalisme est une forme extrême de l'empathie, il est aussi une manière de garder le pouvoir. Or mon équipe est compétente et solide, je lui en délègue une partie, et nous le partageons avec les patientes, qui ont accès à leur dossier… C'est une grande avancée pour tous, mais il est vrai que dans l'ensemble nous redoutons les procès, la médecine devient défensive, c'est irréversible. Sa vocation première est humaniste, personne ne l'oublie malgré les apparences, et en dépit de tous les dysfonctionnements.

En maternité, pas de répit, les imprévus sont pléthore. On a beau programmer la naissance, consulter les astres, les agendas des parents, ou organiser les gardes, il n'y a pas d'heure pour les braves, celles qui accouchent, ceux qui naissent et celles qui les accueillent.

On dit aussi que l'accouchement en ambulatoire pourrait bientôt se pratiquer… Pourquoi pas, l'époque des accouchements à la maison n'est pas si lointaine, ni complètement révolue. Encore faut-il des sages-femmes libérales disponibles, pour les suites de couches, pendant dix jours, le temps d'une mise en route sécurisante ! Le Dr Azria est sceptique sur cette perspective, mais… à suivre…

UN PETIT TOUR AU BLOC, ET HOP... À LA MAISON !

Ne cherchons pas : la chirurgie ambulatoire, très répandue aujourd'hui, deviendra la norme demain. Le gouvernement en préconise 66 % en 2020, 70 % en 2022. Les pays d'Europe du Nord en sont déjà à 75 ou 80 % des interventions.

Une opération de la cataracte, un problème au canal carpien, une appendicite, un abcès anal, un hallux valgus, une opération gynécologique, etc. Des actes anodins, quelques heures d'attente, un coup de bistouri, c'est rapide, bien fait et rentable.

La majorité des actes en ambulatoire relèvent de l'ophtalmologie. Un million de personnes sont touchées par un glaucome, et bien plus, l'âge aidant, par la cataracte. À propos du glaucome, son traitement est l'un des atouts majeurs de cet hôpital, les patients viennent de loin pour se faire soigner et opérer.

– Le problème, précise le Dr Yves Lachkar, chef du service d'ophtalmologie, est quand il faut revoir les patients, et ce malgré un suivi extrêmement précis. Bon nombre d'entre eux rechignent à revenir, ils habitent loin et il manque des structures hôtelières près de l'hôpital pour les accueillir. Ce qui est difficile en ambulatoire, c'est la multidisciplinarité, la mutualisation des moyens, car chaque spécialité est spécifique, et en même temps nous devons répondre aux diktats de la rentabilité et remplir les boxes et les blocs.

– La logique administrative serait donc envahissante ?

– C'est évident ! Au point que notre salle d'attente en ophtalmologie est la même que celle de la proctologie. Cela peut faire sourire… Nous subissons trop de dogmes financiers, nous avons l'impression d'être dévalorisés face à un personnel encadrant pléthorique. Aujourd'hui il nous manque la reconnaissance, et surtout le feu sacré pour être, et rester, sur le terrain médical. Nous passons plus de temps à justifier le soin qu'à le faire, cela est valable pour tous les soignants. Je peux vous dire que pour une heure d'intervention chirurgicale, nous sommes payés 30 euros, quand l'hôpital public en touche 1 200… Et je suis pourtant chef de service, avec vingt ans d'ancienneté ! Chaque initiative médicale se règle à coups de réunions sans fin, nous n'avons plus aucune souplesse pour soigner. Et pourtant on passe des séminaires entiers à élaborer de belles théories autour du patient, mais ce ne sont que des théories.

– Cela empêche-t-il l'empathie ?

– Non, heureusement. Dans mon cas et s'agissant des glaucomes par exemple, c'est une maladie longue, chronique parfois grave. Je revois souvent les patients, je m'y attache, je crains toujours qu'ils perdent un œil ou les deux. La relation établie est durable, nécessaire.

– Qu'en pensent les patients ?

– Ils sont bien sûr rassurés, mais pour des interventions plus banales, telles que la cataracte, certains prennent date et ne viennent pas, ce qui dérègle vite le système en ambulatoire. Ceux-là agissent envers l'hôpital et la médecine de la même façon qu'avec un objet de consommation courante. Vous savez je reçois des internes du monde entier, ils prennent conscience de la force de notre système de santé. Et ils n'en reviennent pas de voir qu'il existe en France des bons de transport, pour être véhiculé gratuitement de la maison à l'hôpital, et inversement.

Cela ne change rien à la formation et à la compétence des chirurgiens, qui habituellement effectuent leurs actes dans le cadre d'un service spécialisé. Il faudra quand même pousser les murs, adapter l'organisation de ces unités, engager et former du personnel paramédical pour atteindre ces objectifs. Et mieux aménager les attentes des patients pour calmer leur nervosité.

L'hôpital où nous sommes reçoit soixante-dix personnes par jour, dont une vingtaine repartent dans un autre service, pour une éventuelle hospitalisation. Les autres ? Elles sont éligibles à condition d'être accompagnées par quelqu'un qui les dépose, revient les chercher, le séjour ne dépassant pas les douze heures. Il est donc essentiel de tout anticiper, d'établir en amont les prises en charge. La géolocalisation des malades est déjà en préparation, plus nécessaire dans une grande ville qu'en province, où la proximité facilite le processus.

Une médecine à la chaîne ! La salle des admissions est toujours pleine de personnes qui veulent être hospitalisées sur-le-champ, ou s'inscrire. Le jour J on fait la queue, on confirme l'inscription, on arrive déjà lavé, à jeun, prêt à passer au bloc. Au moindre grain de sable, par exemple un chirurgien qui change son ordre opératoire, ou une infirmière absente, la machine s'enraye, se désorganise.

Dans le petit hall d'entrée de l'unité, des patients en peignoir blanc — leurs vêtements ont été mis dans des sacs — semblent calmes avant l'opération, ils se parlent, plaisantent avec une aide-soignante ou leur voisin. Ambiance plutôt décontractée. Les portables y sont interdits, jusqu'à la récupération des affaires personnelles, au moment de la sortie, parce que certains patients prenaient des photos, ou parlaient trop fort.

Plus loin, un poste de soins, des allées et venues incessantes dans les couloirs, de grands boxes où j'aperçois des gens endormis, d'autres en train de manger un petit en-cas, des aides-soignantes désinfectant une chambre, des patients moroses, d'autres rassérénés... Ce service est une ruche tenue par deux ou trois cadres, une dizaine d'infirmières et trois aides-soignantes.

Les avantages ? Sur le plan économique, tout va très vite, le service fait le plein, l'hôpital fait du chiffre. La qualité des praticiens, les techniques chirurgicales et leurs effets sont les mêmes que dans un service classique. En revanche, le risque de maladies nosocomiales est amoindri, les séjours étant très courts. La tension pèse plutôt sur une surveillance postopératoire, étroite. Donc, une fois de plus, sur le personnel !

Les inconvénients ? Les attentes peuvent être longues, jusqu'à six heures pour une intervention d'une heure. La persévérance de chacun s'estompe au fil du temps, les relations avec les soignants deviennent conflictuelles, agressives. Déconnectés, quelques malades ont l'impatience au bout des doigts, ils s'agitent, font les cent pas, surestiment leur équilibre et, mal réveillés, certains trébuchent dans les couloirs.

Le grand salon « de transit » est un peu froid, sans télévision ni journaux à feuilleter, les sortants attendent les dernières démarches, des papiers à remplir, l'arrivée de l'accompagnant ou, simplement, la visite de contrôle d'un médecin. Un homme, qui ressemble à Michel Sardou, somnole, en regardant les heures s'égrener, un coup sur la pendule, un coup sur sa montre au poignet. Une femme tue le temps en parlant au téléphone, une autre joue sur son portable.

À l'opposé de ce salon, le poste de soins, étriqué, est embouteillé. Quelques sièges occupés par des infirmières au téléphone ou devant l'ordinateur. Les soignants se croisent sans répit. Un tableau numérique indique les sorties, les entrées, les lettres changent aussi vite que sur un panneau d'aéroport.

L'une des infirmières me confie :

– Vous êtes ici dans l'un des plus petits postes de soins de l'hôpital, alors qu'on est plus de dix à se croiser tout le temps… La tension est telle qu'il m'arrive de me sentir en insécurité, les tâches s'enchaînent, on ne sait plus qui est qui, pourquoi untel est là, on repose tout le temps les mêmes questions pour ne pas se tromper.

Sa collègue qui a passé deux ans aux urgences de nuit relativise, car dans cette unité chacune sait ce qu'elle doit faire…

– Aux urgences, c'est pire, la confusion règne parfois au plus haut point, on peut se faire insulter ou taper. Pas ici, on ignore les colériques, on les calme d'un geste, ou en quittant la salle. Les logiciels sont bien plus complexes à gérer que des patients en état de faiblesse. Les tableaux rendent fou, par moment, entre la gestion des bagages, des blocs, des repas, les passages des médecins, les sorties, la désinfection d'un box. L'impatience des malades est perturbante, ils ne se rendent pas compte qu'il faut du temps, même en ambulatoire, pour la surveillance, la prévention d'une éventuelle complication, et pour assurer une sortie sécurisante ; les toubibs qui se font attendre ne traînent pas, ils sont débordés ailleurs. On n'est pas dans un supermarché, où les patients viennent, consomment et veulent tout de suite en finir !

– Vous le leur expliquez ?

– Oui, mais ils entendent ce qu'ils veulent. Il faudrait qu'ils aillent ailleurs dans le monde pour s'estimer bien lotis.

J'ai eu un patient anglais, il devait attendre deux à trois ans, à Londres, pour se faire opérer du canal carpien, ici, en deux-trois semaines tout était booké... Il était heureux, étonné aussi de voir les autres trépigner.

Retour en aire de transit. Un patient d'une trentaine d'années s'énerve. Debout, assis, debout, il sort de la pièce, essaie d'aborder une infirmière, peste contre tous, contre lui-même. Sa femme, à ses côtés, semble inquiète d'une réaction violente, il est tout près de basculer dans l'agressivité ; elle lui tend plusieurs fois le pain au chocolat qu'elle a apporté, mais il la repousse d'un revers de main. Enfin il se pose, tambourine sur la table. Un homme d'une quarantaine d'années s'approche de lui, s'assoit à moins d'un mètre, lui parle doucement, explique les raisons de l'attente. Il essaie aussi de détourner la conversation, et lui propose d'écrire à l'hôpital pour se libérer de sa colère. Le jeune homme bougonne, passe la main dans ses cheveux, mais il l'écoute, et se détend, enfin.

Surprise par l'effet de cette discussion, et l'intervention de ce « médiateur » improvisé, je le suis dans le couloir. Sur le badge épinglé à son blouson, il est écrit « bénévole ». Tout s'explique !

En effet, Marc s'implique dans ce service, depuis six mois. Architecte en panne de commandes, il doit se contenter de petits boulots pour nourrir ses trois enfants. Il hésite à se livrer, mais peu à peu, en confiance, il avoue sa difficulté à quitter cet hôpital. Et le drame qui l'accable. Ses enfants sont nés ici... mais sa femme y est décédée, il y a deux ans, d'un cancer fulgurant. La blessure est vive, très vive encore. Il se souvient de son insondable et indicible solitude pendant la maladie de sa jeune épouse, de son besoin à lui de parler, parler, parler...

– C'était si difficile que je me suis refermé comme une huître, je ne pensais qu'à m'occuper de mes enfants, à vivre notre chagrin ensemble, jusqu'au bout. Mais je crois que j'en suis loin, puisque je viens ici écouter les autres.

– Cela vous fait du bien ?

– Un peu, je ne sais pas. En fait, je ne sais pas si je paie la culpabilité de la mort de ma femme, ou si je fais une thérapie, en parlant avec les autres, de manière assez détachée, je l'avoue. Mais ma présence bénévole, en civil et non en blouse blanche, les apaise. C'est gratifiant. Il y a deux ans, j'aurais aimé entendre, recevoir des mots, ne me demandez pas lesquels, pour les poser sur mon anxiété et ma propre douleur.

Je ne m'attendais pas à recueillir une si triste confidence, mais Marc vient peut-être pour panser sa douleur, adoucir son deuil ou combler l'absence de son épouse. Il écoute les patients avec une apparente compassion, et trouve le personnel soignant formidable. « Les gens se sentent perdus dans la quantité, mais la qualité est là, franchement… »

Il est vrai que, si tout est calibré, tout peut cependant déraper au moindre écart. Le temps raccourci pour une intervention, et l'attente qui suit, se télescopent, le patient, autocentré, ne cherche pas à comprendre. Dans ce service on se concentre plus naturellement sur l'organe que sur la personne entière, certes, et malgré tout le corps s'abandonne alors que l'esprit du patient est déjà rentré à la maison. Le paradoxe est difficile à gérer… À sa manière, Marc et ses collègues bénévoles pallient l'écoute des soignants, auxquels on demande rapidité et efficacité, au rythme des interventions. L'empathie, elle, est laissée au gré, à la sensibilité de chacun…

Dans le hall, une dame opérée d'un hallux valgus en a assez d'attendre. Elle est devant l'entrée, elle ne peut pas se déplacer jusqu'au salon, son pied est bandé, tenu par une attelle. Une soixante d'années, aimable. Mais… mais oui, elle adore le personnel, elle se dit prête à prendre sa défense dans toutes les manifs… Mais quand même, il est 17 heures, elle est là depuis 9 heures du matin… Oui, tout s'est bien passé. Il lui manque le compte-rendu opératoire pour sortir. Parfait, alors où est le problème ? Eh bien, elle habite en banlieue, elle craint les embouteillages, elle le répète à l'envi, oubliant qu'elle a subi une opération, qu'elle est dans un hôpital… pas dans une pharmacie.

Je laisse la dame à son inquiétude, si dérisoire.

Pascale, la cadre-infirmière du service, circule constamment dans les couloirs, elle aussi pendue à son téléphone, sans jamais perdre patience, consciente de la complexité de l'unité. Elle gagne moins bien sa vie que dans l'informatique, où elle a passé quelques années, elle a préféré revenir à des relations humaines, à la solidarité d'une équipe, qui partage humblement les responsabilités.

La chirurgie ambulatoire a quelque peu banalisé l'acte chirurgical, or seule une vigilance de tous les instants évite les complications. La demande insistante d'informations par les patients lui semble légitime, malgré quelques abus. Selon elle, les plus jeunes préfèrent rentrer vite chez eux, pour fuir l'atmosphère morbide de l'hôpital. A contrario les plus âgés, bien qu'un peu perdus, s'y sentent en sécurité, le retour à la maison étant toujours anxiogène par crainte d'une complication, en dépit d'un suivi méthodique. Et d'ajouter qu'à quelques exceptions près, on laisse peu de place à une relation empathique.

– Le corps est traité dans l'anonymat, on ne s'attarde pas au chevet des patients, on occulte l'affect. Il faut apprendre à jongler entre leurs droits, leurs devoirs, leurs besoins et leurs envies, et bien sûr les soins qu'on leur dispense.

– Par définition, ce service offre peu d'intimité…

– C'est juste, on est dans l'ambulatoire. On n'a pas le temps de les connaître. Ils ne sont pas à l'abri des regards, dans une chambre fermée. Malgré tout, les aides-soignantes, les infirmières sont toujours au cœur du cœur de l'intime. Alors que même nos proches s'en détournent quand on est adulte ; à la maison, on s'enferme aux toilettes pour les besoins naturels, à l'hôpital, quand vous êtes cloué au lit, c'est un soignant qui vous tend le bassin, qui vous nettoie, même ici… Normal que ça râle, certains se sentent humiliés et s'en agacent, sans en être conscients.

Entre nous, j'ai envie de vous dire merci pour votre présence dans le service, pour vos questions, elles nous permettent de parler, c'est un cadeau que vous nous faites, on réfléchit à nos propres valeurs, on fait une mise au point. On agit, on n'a pas toujours le temps de prendre de la distance, de se remettre en cause.

J'ai entendu ces mêmes remerciements, ailleurs dans l'établissement… Cette envie de parler, de se livrer ou de réfléchir face à un regard extérieur est légitime, voire nécessaire. Pas simple d'être pris dans l'engrenage hospitalier, dans une mission d'assistance quotidienne, et en même temps d'en voir les failles. Le risque d'erreur est permanent. Pas simple non plus de refouler ses émotions, d'entendre des jérémiades, de calmer l'autre quand on n'est pas calme soi-même.

L'équipe reste le meilleur exutoire. Mais dans une telle unité, tout s'enchaîne si vite, les automatismes comme les situations singulières, et pour recouvrir le tout, une fatigue physique, des états d'âme verrouillés, qui peuvent conduire au burn-out sans prévenir. Les soignantes que j'ai rencontrées semblent solides, chevronnées, mais jusqu'à quand ?

C'ÉTAIT MIEUX AVANT...

Un homme et une femme, deux chirurgiens à la retraite depuis quelques mois. Lui continue quelques vacations à l'hôpital, en consultation. Elle a changé de vie, ou plutôt retrouvé le temps de vivre. Aucune nostalgie ne transparaît dans les propos de Nadine Calvo-Verjat et Jean-Louis Berrod. Quoique… Il faut du temps pour renoncer à une passion qui a guidé une existence.

La dame brune et l'homme au visage sérieux estiment avoir connu le meilleur de leur profession : le travail d'équipe, l'écoute des soignants autour d'eux, le geste apaisant pour le patient, l'indication précise pour une intervention, « pas dans le but de remplir nos carnets de bal, c'est ce que l'on nous demande aujourd'hui », précise Nadine, en riant.

Leurs dernières années à l'hôpital les ont mis en rogne, parce qu'obligés à lutter en permanence contre la technostructure. Depuis l'instauration de la tarification à l'activité, ils ont subi le manque de personnel, de lits, de lien avec les patients et d'initiatives médicales… Parce que plus de malades exigeants, une plus forte exigence de rentabilité, plus de travail, de postes administratifs, pour plus de traçabilité. Moins de mortalité aussi, reconnaissent-ils… Autant de paramètres qui entament lentement leurs acquis et leurs certitudes.

Et les progrès indéniables en médecine, la rareté des épidémies, la longévité de la vie ? Une évidence bien sûr, désormais noyée, selon eux, dans l'humanisme réduit à peau de chagrin du système hospitalier. Les soignants fonctionnarisés sont comptables de leurs actes, la convivialité escamotée par des tâches subalternes d'écritures, la pression des associations de malades et des politiques accroissant le climat de défiance. Était-ce vraiment mieux avant, quand le patient subissait les soins sans broncher, sans comprendre, sans même savoir ce qu'il adviendrait de lui ? Jadis oui sans doute, à l'époque où la médecine balbutiait. Mais aujourd'hui, alors que tout se sait, il est risqué de se mettre à la merci d'un seul savoir, et de donner tout pouvoir à un seul homme ou une seule femme.

D'autre part, sur un plan strictement médical, l'imagerie et la technologie, malgré leurs apports diagnostiques considérables, réduisent le sens et le temps du toucher. Or même l'odeur peut être un indicateur de maladie, précise Jean-Louis Berrod, lui qui garde encore la foi en son métier, en cet humanisme perdu...

– Le chirurgien est le seul homme à « violer » impunément le corps de ses patients, à objectiver autrui, on doit se blinder jusqu'au réveil... La chirurgie est un apostolat, mais quand tout va trop vite on est malmené, on n'a plus le temps de parler avec les malades, on devient des techniciens. Les femmes en chirurgie ont amené de l'empathie, du maternage tout en imposant leur autorité ; il est important de reconnaître que cela fait aussi du bien à leurs confrères, aux hommes de cette spécialité. Il ne suffit pas d'appliquer des protocoles, le corps résulte d'une personne pensante, les maladies ont aussi des causes environnementales, pas seulement organiques. L'histoire des patients est nécessaire dans notre approche clinique, l'histoire de notre époque aussi. Ici, nous avons connu des temps houleux à cause de l'IVG et de nos autorités religieuses d'origine, mais je pense que ce n'est plus le cas. Par ailleurs, dans certains CHU, on développe un module de médecine narrative, c'est intéressant, cela peut renforcer les liens médecin-patient, et expliquer parfois la naissance d'une pathologie, encore faut-il avoir la possibilité de la mettre en pratique.

– Cela viendra peut-être, mais en attendant ?

– C'est simple, mieux écouter pour mieux agir. Il y a un personnage important dans cet hôpital, c'est l'aumônier, il est le réceptacle de la parole des malades surtout en fin de vie... En attendant, pour se défendre, les jeunes médecins devront suivre une formation de gestion, s'ils veulent rester à la hauteur des exigences financières imposées par les politiques. Aujourd'hui, ils comptent leurs heures de travail, c'était impensable il y a dix ans... J'ai préféré partir en forme, pour ne pas râler jour et nuit contre la politique du chiffre, ou le manque de moyens. Ou de personnel, bien que je n'aie jamais transigé sur ce point... Il faut revenir aux soignants, ils sont le cœur et les poumons de notre système de santé.

Suivez son regard vers l'inflation en postes de communicants ou d'administratifs, venus de grandes entreprises ou de l'industrie, dans la plupart des hôpitaux publics ; rassurants pour les directions, mais coûtant plus cher que les soignants. En son temps, selon lui, Nicolas Sarkozy a donné tout pouvoir au directeur de l'hôpital et aux technocrates, qui ont dépossédé les médecins et ont fait l'argent-roi...

Le directeur du Dr Berrod, Patrick Lajonchère, rétorque qu'il n'y a aucune inflation.

– L'administration suit l'époque, l'Assurance maladie doit rendre des comptes. Quant aux communicants, ils sont indispensables, pour affirmer notre présence lors de toutes les journées nationales ou internationales, consacrées à la santé, pour participer aux congrès, prendre des contacts utiles à l'amélioration de l'hôpital, et restituer nos informations aux patients. Ce n'est pas en réduisant le nombre d'administratifs ou de communicants qu'on embauchera plus de soignants.

Pas sûr… Hélas, à lire les nombreuses déclarations de médecins et de responsables qui se plaignent des politiques de santé menées depuis quelques années, et qui manquent de personnel dans leurs services, cette tendance est générale.

Nadine Calvo-Verjat, impulsive et plutôt joviale, a commencé en chirurgie quand on comptait seulement vingt-cinq femmes chirurgiennes en France. Elle a donc dû se battre pour imposer ses compétences et son autorité, au milieu d'un mandarinat masculin. Et elle a continué ! Ceux qui m'ont parlé d'elle savent qu'elle est une vraie tornade ; elle-même reconnaît qu'elle crie beaucoup au bloc, elle ne déstresse jamais, tout doit être tenté pour réussir une opération, tout doit rouler, sans accroc. À chacun son système de défense…

Elle admet volontiers ses coups de gueule, mais se souvient que lors de ses visites elle s'asseyait toujours sur le lit des patients, elle touchait beaucoup les malades.

– Je les regardais, je les manipulais, surtout les plus âgés, les plus isolés, qu'on ne touche plus, qui restent peu de temps à l'hôpital et rentrent chez eux, dans une réelle insécurité. Je suis tout à fait d'accord pour les économies, mais occupons-nous des vraies gabegies. Où sont les familles, s'indigne-t-elle ? Il n'y a plus que des taxis ou des ambulances pour accompagner les malades, l'empathie commence par une présence attentionnée, non ? Tout est régi par l'économie, les médecins adhèrent, ils n'ont pas le choix, on les a tranquillement castrés. Il ne suffit pas de soigner, il faut aussi aimer les malades pour les mener vers la guérison, ils en ont tous besoin. Il y a du blues à l'hôpital, ses missions sont de plus en plus difficiles, qui engendrent une misère affective des soignants et des patients.

Je vois les internes ou les jeunes chirurgiens, quand ils ne sont pas au bloc ils sont dans leur bureau, avec un casque sur la tête, devant l'ordinateur, au lieu de se parler ou de discuter avec les infirmières. Dans ma génération, même les chefs de service, qui étaient pour nous des dieux, n'ont pas vu arriver ce mal-être des soignants.

Et ce quinquagénaire français, vivant au Portugal pour payer moins d'impôts ? Il avait une hernie, il est revenu en France pour l'intervention et pour être pris en charge... J'ai refusé de l'opérer, sachant qu'il n'y a pas d'urgence pour cette indication. Je reconnais avoir fait un acte politique, plus que médical, mais je me suis fixé cette limite.

Agathe, infirmière d'une cinquantaine d'années, est plus calme face aux changements. Ses cheveux bruns sont toujours tirés en chignon, plutôt défait en fin d'après-midi, son sourire est empreint de lassitude, mais elle reste à l'écoute. Elle noue des liens d'amitié avec l'équipe, elle fait son travail avec application et professionnalisme, mais semble bien désenchantée.

– Les chirurgiens ont changé, ils sont moins impliqués, toujours sous pression. Avant ils nous raccompagnaient à la maison, quand nous restions tard à l'hôpital. Aujourd'hui, chacun dans sa galère, ils nous parlent boulot, économies, audits, point barre. Et s'en vont parfois avant nous...

Et les familles de malades ! Je ne veux pas généraliser, mais certaines croient tout savoir avec Internet, elles sont carrément procédurières. Où sont-elles ? Que font-elles de leurs vieux parents ? Nous avons hospitalisé un monsieur âgé, seule sa femme était à son chevet quand il est mort, alors qu'ils avaient douze enfants ! Aucun n'est venu chercher la mère. L'émotion, dans notre travail, vient essentiellement du contact avec les patients, de leurs histoires de vie. C'est triste, je suis en pleine remise en question, je me tue au boulot, et ma vie privée est un désert.

Pour avoir connu une longue hospitalisation, le journaliste Patrick Chêne fait l'éloge de l'hôpital avec enthousiasme, malgré les diktats administratifs.

Il explique dans une interview : « Fortunés ou indigents, tout le monde est logé à la même enseigne dans le secteur public. Ceci n'a pas de prix. Il faut juste en être conscient. Mais lorsque vous entrez à l'hôpital, la prise en charge est exceptionnelle. L'autre phénomène marquant est quasiment devenu un cliché, un poncif : la qualité des personnels soignants. Dans combien de débats politiques ou médiatiques ai-je entendu les hommages rendus à ces corporations ? Mais la réalité dépasse tout ce que l'on peut imaginer. Le respect, la disponibilité, l'attention portée au malade sont inouïs. En chimio, en chirurgie ou ailleurs, à Paris ou à Avignon, je n'ai pas trouvé un contre-exemple. Dans ces moments où chaque mot compte, où l'on voudrait ne pas surcharger de travail ceux qui s'occupent de vous, on ne cesse de vous mettre à l'aise, de jour comme de nuit. Avec un sourire bienveillant et une extraordinaire expertise. Jamais je ne dirai assez combien je dois à ces modestes héros de notre époque. »

Le désenchantement serait-il générationnel ? Peut-être. Les jeunes soignants, y compris les médecins, sont fatigués de l'hôpital, obligés de faire des gardes à un tarif dérisoire, pour arrondir leurs fins de mois. Savoir, opérer, gérer. Le défi est complexe, la pression sociétale est forte, on leur demande de tout réussir vite et bien. Ils suivent la pente, bonne ou mauvaise, d'une société plus cynique que celle de leurs aînés. Ils doivent rester dans la norme, au prix de leur propre équilibre. Des enquêtes récurrentes montrent que dans les professions médicales, l'alcoolisme, les maladies cardio-vasculaires et les suicides augmentent à une allure inquiétante. S'ils ignorent le « c'était-mieux-avant » ils sont plus clivés. En choisissant ce métier, par passion et non pour s'enrichir, ils cherchent leur équilibre, dans une vie privée plus ou moins épanouie. Ceux qui y parviennent refusent de faire du zèle. Le bonheur n'est pas charitable, mais plutôt égoïste. Et si c'était une forme de résistance au tout-économique ?

LA RÉANIMATION, UN MONDE À PART

L'urgence de l'urgence. La vie en suspens dans une quinzaine de chambres du rez-de-chaussée de l'hôpital. Cette unité de réanimation est un véritable bunker, privé de la lumière du jour, pour mieux synchroniser les malades.

Pour y pénétrer il faut passer deux portes, en prenant soin de s'annoncer, de se laver les mains à la solution hydroalcoolique en entrant et en sortant. Une précaution indispensable car le service a déjà condamné quelques chambres à cause d'une méchante bactérie, comme il en circule parfois dans les hôpitaux, provoquant des maladies nosocomiales.

Tout se joue à l'heure près dans ce service. Action-réaction. Ici le temps se compacte, il ne s'étire jamais, même en cas de long séjour.

Les staffs médicaux sont quotidiens, les concertations éthiques bihebdomadaires. Les réunions portent sur l'évolution des comas, des pathologies, des pronostics, sans aucun tabou. On y aborde même des discussions pour savoir jusqu'où on peut aller sur une fin de vie, en restant dans le cadre de la loi Leonetti. Tout en respectant les dernières volontés du patient et de sa famille, à partir des formulaires de « directives anticipées », téléchargés sur Internet.

Les familles, y compris les enfants, sont reçues à la demande, jour et nuit. Il y a toujours quelqu'un pour les accompagner dans une salle d'attente, où deux affiches présentent le personnel soignant et la marche à suivre pour visiter les proches. Elles ont droit à la confidentialité, au dialogue avec une infirmière ou un médecin, ou les deux, dans un bureau attenant, avant d'être introduites en chambre. Reste que le nombre de visiteurs est limité à deux, car certains viennent parfois très nombreux.

Dans cette salle d'attente, j'ai pu aborder un homme d'une cinquantaine d'années, il accompagne un ami dont la belle-sœur est entre la vie et la mort. Cet homme est bouleversé de revenir dans un service de réa, mais il tient à soutenir son copain. Il triture son portable, regarde sa montre et n'en finit pas de ronger ses ongles.

Lui aussi a connu l'urgence, la vie en suspens... il y a tout juste quelques mois, quand son fils a été transporté, par le Samu, dans un hôpital de l'Assistance publique. Un jeune homme de vingt-six ans, informaticien et fêtard. Vincent est chez lui, entouré d'amis, de musique, dans une grande pièce saturée d'effluves d'alcool. Forcément on boit, on mange, on danse, on rit. Chaude ambiance. Vincent s'approche de la fenêtre, sans doute en titubant, se pose sur le parapet, une cigarette à la main... Il a besoin d'un bol d'air et se penche dangereusement, au point de basculer et tomber dans le vide. Cinq étages plus bas. Un corps fracassé, inerte. Secours d'urgence, sirènes glaçantes. Les amis se taisent ou crient d'effroi, ils alertent le père. Il file à l'hôpital, il tremble de peur et conduit sa voiture comme en pilotage automatique. Quand il arrive, on le fait attendre, son fils doit passer des urgences à la réanimation.

Le cauchemar continue. Il durera deux mois. Traumatisme crânien, bassin en morceaux, jambes cassées. Coma artificiel. Et des questions sans réponses. Ce père est profondément perturbé, il ne sait toujours pas, au moment où il me parle, si son fils a eu un accident ou s'il s'est volontairement défenestré. Vingt-six ans, une vie en miettes que les médecins essaient de ramasser, de recoller chaque jour qui passe.

Peu à peu l'espoir renaît, Vincent revient au monde, il peut parler, garder une main dans la sienne, reconnaître ses parents.

Oui, il remarchera, non sans peine, après un an de rééducation. Le père qui me raconte ce douloureux épisode a la voix qui hésite, mais il peut enfin sourire, me dire qu'un jour peut-être, il saura si son fils a provoqué ou non cet accident. D'après le récit, je ne suis pas sûre que Vincent pourra mettre des mots sur les raisons de sa chute. Je ne les connais pas, à l'inconscient de chacun de faire son chemin. Pourtant ce père, revenu de loin, conclut son bref récit par cette phrase qui sied parfaitement à mon propos : « J'ai rencontré des gens exceptionnels dans ce service, j'ai découvert une médecine et des techniques tout aussi exceptionnelles, et aujourd'hui je sais pourquoi je paie mes impôts. »

Ce qui frappe quand on arrive en réanimation, c'est le silence. L'effervescence existe, elle n'est pas bruyante, les machines et leurs chiffres fluorescents remplacent les mots, pour exprimer les sensations de ceux qui ne peuvent pas parler. Les bureaux des médecins et des soignants sont à l'écart de cet espace vital, mais au cœur du dispositif, ils parlent doucement.

Les deux grands postes de soins, ouverts et entourés des chambres, assurent une surveillance de tous les instants. Les soignants, présents par roulement de douze heures, sont vêtus de blouses rose fuschia, bleues ou vertes, selon les secteurs « propre » ou « à risques ».

Ici tout le monde est sur le pont 24 heures sur 24.

Outre la vigilance étroite portée aux soins, le téléphone ne cesse de sonner (doucement), car les médecins de cette unité sont sollicités aussi par leurs pairs, pour des informations, des précisions ou des problèmes survenus dans tous les autres services de l'hôpital. Cédric Bruel, chef du service, compte jusqu'à 1 800 appels par an, hors patients !

La nuit, moins d'appels évidemment, moins de sonneries, mais dans une pénombre savamment étudiée les machines continuent de clignoter, les bips d'émettre une sorte de musique lancinante, et les soignants de circuler d'une chambre à l'autre. Un monde étrange mais pénétrant, nimbé d'un calme apparent ; or rien ne change pour les malades, leur état n'évolue pas en fonction de l'ambiance, c'est plutôt le contraire… La vie tente toujours de repousser la mort.

Dans les chambres reposent des femmes, des hommes, sédatés, yeux clos ou regards vides, des corps endoloris, noyés sous les tubes, les cathéters ou les électrodes. Respirateur, dialyse, monitoring, perfs, seringues, poches d'épuration extracorporelle, surveillance hypothermique, commandes du matelas électrique agressent la peau de chacun, envahissent l'atmosphère de la chambre. Sur le corps des patients se croisent de véritables labyrinthes, chemins complexes de la maladie, d'un danger imminent ou d'un autre qui s'en va.

Autant dire que dans cet enchevêtrement, les toilettes sont lentes, compliquées, délicates, sur une personne immobile, voire inerte en cas de coma. Ces soins nécessaires sont forcément invasifs, violents pour ceux qui ont tant de mal à s'exprimer, pour les proches épuisés qui ont besoin de garder confiance et espoir. L'image est sans âme, tant la chair, le corps sont envahis par le plastique.

J'éprouve un sentiment nouveau au cœur de cette unité. Un sentiment où la noria de machines à vivre, ou à survivre, occulte la notion d'empathie et suscite une crainte, confuse, de regarder, d'approcher des corps bruts, déshumanisés, envahis par le déploiement de la technologie médicale, nécessaire... Que pensent ces malades ? Que ressentent-ils vraiment ? Quelle est leur conscience réelle de leur état, quand ils sont à la fois endoloris et shootés ? Dans un cabinet médical ou psy, ils montrent ce qu'ils ont envie de montrer, ici ils montrent ce que l'on ne devrait pas voir. Ainsi chosifiés, j'avoue qu'ils me heurtent plus qu'ils ne me touchent, et je suis persuadée que cela est dû au fait que je ne suis pas proche d'eux, ni vraiment concernée par leur combat. Je comprends donc les soignants et les médecins qui s'en occupent sans forcément s'y attacher. En sortant de cette unité, je retiendrai sans doute plus d'images que d'affects ou d'émotions, même fugaces.

Le Dr Cédric Bruel dirige ce service d'une main très ferme, il y est aussi très bien entouré. Au-delà de son dynamisme volontariste, de sa gentillesse, j'ai l'impression qu'il vit dans un défi permanent... Limiter les souffrances, éloigner la mort, attraper la vie par tous les bouts. Il est sans cesse confronté à des décisions cruciales (qui heureusement restent collégiales), à des patients perdus dans les limbes de la douleur, à peine conscients de leur finitude, et bien sûr à ses propres limites de médecin, ou tout simplement d'être pensant.

Il lui faut affronter les familles, les rassurer, ou au contraire les préparer au pire. Veiller à la bonne marche de l'équipe, gérer l'administration et les comptes à rendre. Sacrée mission, renouvelée et accomplie chaque jour. Et pourtant, il garde un ton calme, pondéré, et des propos responsables. Agacé, si un patient qui a eu la chance de s'en sortir revient se plaindre d'une cicatrice sur le torse, et qu'il faut alors se coltiner des expertises et des contre-expertises... Il apprend à se blinder jour après jour pour tenir le coup, et quand il s'octroie quelques vacances, très peu selon ses collègues, c'est dans un autre univers qu'il s'évade, vers d'autres vies, dans les fonds sous-marins.

Plus nuancée est la mission des psys de l'unité… Ils doivent se familiariser avec la technique, les signaux à peine perceptibles des corps en péril, l'absence d'intimité avec un patient sans repères, voire sans parole.

Un exercice complexe pour Eugénia Cacéres, 34 ans, psychologue clinicienne. Elle essaie avec douceur et obstination de faire parler les familles, d'observer les malades en silence, parfois de leur parler pour apaiser les angoisses.

Elle se souvient d'une jolie jeune femme mutique, rescapée d'un accident de la route, alors que son compagnon, le conducteur, est mort sur le coup. Le corps brisé, lourdement intubé, elle réclamait pourtant la présence d'Eugénia.

– Elle ne disait rien, elle voulait juste que je sois près d'elle. En revanche, son corps s'exprimait, elle vomissait souvent, ses larmes coulaient malgré elle. On a pu la transférer dans un autre service, pour d'autres soins, quand je suis allée la voir elle était sauvée. Elle a pu sortir du déni; son corps au repos, elle a enfin parlé, dit sa tristesse, sa colère, sa culpabilité d'être vivante.

Pourtant Eugénia ne force jamais la parole, elle s'adapte au désir et à la capacité du malade de choisir les mots ou les signes. Elle insiste en revanche du côté des familles, traumatisées, voire tétanisées par l'état de leur proche, par son devenir, ou la vision de ces chambres où la vie passe par des tubes. Elle les encourage à s'exprimer, à poser les questions qu'ils n'osent pas formuler. Elle leur laisse le temps de pleurer ou d'espérer.

– Est-ce que ceux qui ont la vie sauve reviennent vous voir ?

– Rarement. Les patients qui s'en sortent prennent conscience qu'il est nécessaire de faire un retour sur soi, de comprendre qu'en frôlant la mort, la vie change. Tout cela prend du temps… Je crois qu'ils n'ont pas envie de revenir ici, ou de nous revoir. Ils craignent, à juste titre pour certains, de raviver des plaies, de gratter leurs cicatrices, physiques et intérieures. C'est formidable d'échapper à la mort, mais tout change après, en soi, avec les autres, dans la vie quotidienne, sans compter d'éventuelles séquelles physiques.

– Les médecins se confient-ils à vous ?

– Jamais. Même autour d'un café, ils maîtrisent ce qu'ils disent, ils sont en défense tout le temps. Les infirmières parlent plus… Dans certains services, elles se plaignent de n'être jamais écoutées. Je suis sûre que si les soignants et les médecins tombaient les masques, il y aurait moins de burn-out.

Dans ce service, où la mort nargue la vie à tout instant, où l'imprévu est la norme, certains soignants sont en lutte contre les demandes administratives. Compter les heures, faire des plannings, tout ce qui semble impossible, quand il faut juste être là, faire vite et ne rien lâcher. Pour les médecins Cédric Bruel et François Philippat, les infirmières et les aides-soignantes préservent l'humanité à offrir aux malades, quand eux sont appelés par les tâches administratives. L'administration réclame des plannings ? Ils sont incapables de répondre. La temporalité est différente quand tout peut basculer…

Le Dr Philippat s'agace de l'alignement engendré par l'administration et les politiques. « Tous les médecins sont tenus de rendre les mêmes comptes, mais leurs pratiques sont différentes, un rhumatologue ne fait pas le même boulot qu'un cardiologue ou un urgentiste. Les évaluations de qualité, instaurées depuis les années 90, sans doute nécessaires pour l'économie de la santé, n'ont pas réduit les aléas ou les erreurs, simplement on les déclare, sans toujours les éviter. Et cela fait de nous, médecins, des ouvriers spécialisés. »

Cédric Bruel me confie qu'il lui arrive, une fois rentré chez lui, de débriefer au téléphone, pendant une heure, une infirmière trop stressée pour se reposer. Au sein de l'équipe, pas de hiérarchie dans l'urgence de l'urgence, les repas, les discussions, les gardes, ils les font ensemble. Il en va de leur vigilance, de leur concentration et de leur résistance.

Rentrer chez soi avec les patients dans la tête est une fatigue ajoutée à la fatigue.

Au poste de soins, entre deux coups de fil, le Dr François Philippat m'apprend que la nuit précédente, un mari, chirurgien de son état, a rendu visite à sa femme ; il était inquiet bien sûr, mais surtout énervé que l'infirmière lui demande de retourner en salle d'attente, pour qu'elle finisse un soin. Furieux, il l'a attrapée et secouée, en l'insultant. Le médecin de garde est bien sûr intervenu, l'homme s'est calmé. Incident rare, mais grave…

Clémence, 29 ans, la cadre-infirmière, n'a pas assisté à cette agression. Elle nous écoute d'une oreille, s'en va, revient... Elle admet que ce service est très particulier, forcément en surtension.

– J'ai l'impression de ne pas faire le même métier que les collègues d'autres services. On est là de 7 heures du matin à 20 heures. J'aime mon métier, et croyez-moi, je ne suis pas mieux payée qu'une autre... Si je vous dis que j'ai une prime de moins de cent euros... Encore moins... Non, je ne vous dirai pas le montant, j'en ai honte ! Notre diplôme est l'équivalent du Code de la route, ensuite il faut investir le terrain, conduire en confiance, avoir les bons réflexes. Et une bonne dose d'humilité, quand on ne sait pas où va la vie, il faut une approche globale du corps, on n'a pas à faire à un seul organe, en réa les pathologies des patients sont très diverses, et multiples.

– Comment affrontez-vous la mort d'un patient ?

– Je ne suis pas là pour guérir les gens, mais pour prendre soin d'eux, apaiser leurs douleurs, faire du nursing. La mort est un soin quand elle met fin à des souffrances. On est dans l'anticipation en permanence. Contrairement à ce que l'on pense des lourdeurs administratives dans les hôpitaux, la rigueur du numérique, la traçabilité me semblent indispensables. On se sent moins seule, et on n'est pas à l'abri d'une faute.

– Vous avez un exutoire, une soupape, pour oublier ce que vous vivez tous les jours ?

– Je l'avoue, ce métier me fait vieillir plus vite, je constate un décalage avec mes amis, je ne peux m'entendre qu'avec ceux qui connaissent la réa. Mon exutoire ? La marche, de longues marches, où je revis mes journées, pour mieux les laisser s'échapper.

Moi aussi je vais marcher. Besoin de chasser des images, de penser à la vie.

TANIA,
UNE SI LONGUE HISTOIRE…

Au hasard d'un long couloir je croise Tania, la jeune femme opérée en chirurgie digestive, l'impatiente de la chimio… Elle marche avec détermination vers la sortie de l'hôpital, sac au dos, lèvres serrées. On décide de boire un verre ensemble.

À l'heure du déjeuner, la cafétéria est pleine, médecins et infirmières se contentent souvent d'un sandwich ou d'une salade, traînant une petite demi-heure avec des collègues, avant de retourner au boulot. Au piano, posé à l'entrée, un jeune homme joue une petite comptine de Mozart, *Ah ! vous dirai-je, maman*. Charmant intermède. La musique adoucirait-elle les mœurs hospitalières ?

Tania sort de sa séance de chimio, où tout s'est bien passé. Elle m'annonce, dans la foulée, que son cancer gagne du terrain et devient chronique. Le verdict est tombé le mois dernier. Elle n'a que quarante ans. Un silence. Je cherche mes mots. Sont-ils bien utiles ? Tania continue de parler, son regard part ailleurs, comme si elle s'adressait à elle-même. Elle ne sait plus où va sa vie, elle devra, en plus, retourner au bloc pour des problèmes de vessie…

Que lui répondre ? C'est terrible quand la maladie s'empare d'une personne, quand les complications s'accumulent, et que l'hôpital devient un deuxième chez-soi. On entre alors dans une autre dimension. La tristesse de Tania affleure, ralentit son débit, ses yeux s'embuent de larmes, elle serre le gobelet de thé entre ses mains. Ce qu'elle subit depuis quelques mois, son renoncement au désir d'enfant, à une vie « normale », au travail, font d'elle une sacrée combattante.

Elle sort d'un tunnel, me dit-elle, un mois de remise en question, de désarroi total. Et ce n'est pas fini. Ni la même, ni tout à fait une autre… Elle commence tout juste à trouver un second souffle, grâce à sa compagne, qu'elle a eu peur de perdre avec l'annonce de sa « longue maladie ». Son amie l'a rassurée ; la quitter n'est pas au programme, elle l'a même invitée à vivre avec elle. Tania en est encore émue, elle y croyait si peu…

– J'ai eu très peur, parce que dans ses bras, je me sens à la maison.

Le choc passé, Tania a décidé de reprendre son travail de chercheuse, en mi-temps thérapeutique, et d'entamer un combat qui lui tient à cœur : faire accepter l'enseignement de la langue des signes à l'école. Elle y ajoutera même un supplément de bien-être, en retournant dans les maisons de retraite…

– Ah oui, pour quoi faire ?

– Pas pour y vivre, rassurez-vous, je ne sais même plus si j'atteindrai cet âge-là, précise-t-elle dans un petit rire, c'est pour chanter des gospels avec la chorale que je fréquente depuis plusieurs années, et qui distrait les pensionnaires.

Chanter pour eux, pour elle, revenir à son propre corps, agir sur sa respiration. Faire des projets.

– Je réalise qu'avec le cancer, je dois changer mon regard intérieur, préserver les noyaux durs de ma vie, mes relations avec les autres, appréhender autrement mon corps. C'est bizarre tout cela, je flotte encore, mais je veux avancer… Qu'est-ce que c'est dur, je suis jeune et je paie très cher le droit d'exister. Je continue mes séances de psy. Ma vie est complètement chamboulée, je dois la prendre en main, sinon je sombrerai et je ne pourrai plus rien maîtriser.

– On vous a conseillé une activité physique ?

– Ah non, je ne suis pas une sportive, à part quelques marches en bord de mer. Je crois vous l'avoir déjà dit, mon corps m'échappe, il n'est plus en accord avec ma tête, je le pense plus que je ne l'agis. Vous comprenez ce que je veux dire ?

Sûrement. Être soi et devenir autre, revisiter sa propre image. En partant, elle me confie que notre conversation lui a redonné la pêche… Pourtant je n'ai fait que l'écouter.

Elle qui donne tant d'importance à la langue des signes comprendra sans aucun doute que sa parole libérée allégera peut-être son corps, elle a le même effet thérapeutique que ses projets de vie. Elle aime la Bretagne, elle y retourne régulièrement, alors oui c'est un peu facile, mais j'ai envie de lui souhaiter… bon vent !

MAIS OÙ EST DONC PASSÉ GEORGE CLOONEY ?

Les urgences où je me rends sont à l'écart des autres services de l'hôpital, situées près du centre de soins et des bureaux de la direction, accessibles de plain-pied, au lever d'une barrière donnant sur la rue. Voilà pour l'extérieur, car de couloirs en souterrains, on peut circuler d'une spécialité à l'autre de l'établissement. En fait, tous les chemins mènent aux urgences.

Ici, l'ambiance des urgences n'a rien à voir avec celle des 331 épisodes de la célèbre série *Urgences*, produite par NBC, écrite sur un ton aigre-doux par Michael Crichton (auteur de *Jurassic Park*), d'après sa propre expérience médicale. Une pluie d'Emmy Awards, le succès planétaire des années 2000, et George Clooney, le beau ténébreux Dr Ross ! Évidemment, pas de George Clooney aux urgences de ce quatorzième arrondissement parisien, on n'est ni au cinéma ni devant la télévision, mais le rythme est tout aussi trépidant, l'effervescence garantie. Surgissent parfois des cris ou des gémissements, des incidents, des erreurs, des fautes, des décès. Mais pas de courses affolées de brancardiers, de soignants échangeant des œillades dans les couloirs. Ni d'intrigues amoureuses dans l'équipe… Quoique… je l'ignore totalement et là n'est pas mon propos. Mais c'est moins drôle ! Bref, je n'ai pas cherché à établir un carnet rose ou blanc, ni pisté George Clooney. Mais j'ai vu passer des femmes et des hommes jeunes, parfois jolis, rarement enclins à la romance, tant le flux de malades est incessant.

Pourtant en d'autres temps, pour avoir accompagné une amie dans un tel service, j'ai rencontré le beau et jovial Miguel, d'origine chilienne. Il était tout sourire, avec les femmes surtout, qu'il appelait « ma princesse » quel que soit leur âge.

Pendant l'attente il s'approchait d'elles, posait une main sur leur bras et faisait un brin de conversation pour les rassurer. Elles étaient contentes, perdaient leur rictus d'anxiété pour un léger sourire. Il revenait, repartait, distribuait sa bonne humeur, même pressé par les tâches qui l'attendaient, mais sa présence éclairait autrement ces moments de grand stress. Je n'ai connu qu'un seul Miguel...

Ces lieux, littéralement hospitaliers, sont les plus ouverts, donc les moins aseptisés de l'hôpital. N'est-ce pas là que les allumés, les alcooliques, les bagarreurs, les désespérés atterrissent quand ils sont ramassés sur la voie publique ? Ici, que les petits, les grands bobos ou d'autres maux indéfinis sont pris en charge, pour une orientation vers le bon service ou une structure plus adaptée ? Et ces quatre Français sur dix qui ont renoncé aux soins spécialisés, faute de moyens, ne passent-ils pas par les urgences pour être vus ? Et ces vingt millions de personnes qui souffrent de maladies chroniques ? En cas de panique, direction les urgences !

Aux siècles passés, on réparait les corps, aujourd'hui encore bien sûr, mais on cherche désormais à les améliorer... Autrement dit, un petit incident domestique, une migraine soudaine méritent la même attention qu'une occlusion intestinale ou un accident de voiture. Enfin, on nous serine à longueur de messages médiatiques ou publicitaires que les « seniors » sont en forme, bien portants, valides et entourés. C'est vrai pour une minorité, plus rare pour ce que l'on appelle le quatrième âge, faux pour ceux qui passent aux urgences, pris par des douleurs réelles ou imaginaires, rongés par leur isolement, sans médecin ou sans proche à leurs côtés pour s'autoriser une plainte.

Travailler aux urgences c'est aussi prendre des risques. La faute à la peur de tout, la peur pour tous, dans un rythme quasiment spasmodique. Malgré toutes les mesures de sécurité, des agressions se retournent contre les soignants. Au point qu'à l'hôpital Bichat, maîtres-chiens et policiers montent la garde. Je précise que les ambulanciers ont quinze minutes pour déposer une personne, plus ou moins valide, en fauteuil ou en brancard, avant de repartir pour une autre course et rentabiliser leur tournée. Quoi qu'il arrive, et quel que soit l'état du patient, aux urgentistes de prendre la relève, quitte à subir le stress ou l'excès de nervosité de tout un chacun. Au malade d'attendre des heures ! Il n'a pas toujours la force de pester contre l'immobilisme, ni de comprendre la cause de son mal, mais ses proches le font à bon ou mauvais escient, ils vont et viennent, réclament, et se résignent. Quant aux infirmiers, ou aux infirmières, ils ont quinze minutes pour voir un malade, cinq minutes pour trouver le circuit de sa prise en charge. Ainsi vogue la galère…

URGENCES, UNE USINE À SOINS

« Une vocation est un miracle qu'il faut faire avec soi-même », dixit le grand comédien Louis Jouvet. Les urgentistes se font sans doute la même réflexion…

Chacune de leur journée tient du miracle, quand on sait qu'en France vingt et un millions de personnes, par an, passent aux urgences. Quand plus de 60 % des patients s'y rendent de leur propre chef, en fonction de leur ressenti, faute de meilleure orientation et de pouvoir joindre leur médecin, constate un rapport remis à la ministre de la Santé, Agnès Buzyn.

À l'hôpital où j'enquête, on compte plus de mille personnes par semaine, pour trois arrondissements parisiens (13e, 14e et 15e), plus les banlieues de Malakoff, Montrouge et Vanves. Environ dix-huit patients par heure !

Avant d'entrer dans cette cour des miracles ouverte à tous, voici ce que raconte le Dr Patrick Pelloux, le célèbre urgentiste, dans une vidéo postée sur les réseaux sociaux par « Brut », le site du journal *Le Monde*. Reçu dans les locaux de l'Agence régionale de santé pour discuter de la situation des urgences franciliennes, le médecin fait l'expérience d'un échange « hallucinant ». « On leur parlait, nous, professionnels, de notre vécu : des salles d'attente bondées, pas de lit d'aval, des retards de prise en charge ou des erreurs d'orientation. Ça nous mine, ces difficultés-là. En face, nous avions des technocrates, tout jeunes, mais qui sont formatés dans le moule de la technostructure. »

Patrick Pelloux rapporte ensuite la réponse « technocratique » de l'ARS : « On va faire des évaluations, des statistiques, on va réfléchir, puis on se reverra dans dix mois, douze mois. » Propos qui sidèrent le médecin. Fidèle à son franc-parler, il poursuit sur le même ton, en évoquant la ministre de la Santé, médecin, certes...

« La ministre de la Santé est experte, elle a fait toute sa carrière de technocrate, elle a gravi les échelons de toutes les structures, attaque le Dr Pelloux. C'est une experte. Donc, vous ne pouvez pas parler avec elle. Parce qu'elle est experte. Donc elle sait. » Vu sous cet angle, il est évident que les politiques ont perdu toute notion de l'urgence !

Côté patients, les urgences sont faites pour tous ! Quand il n'y a plus personne pour vous soigner après 19 h 30, quand les médecins de famille désertent les territoires, ou qu'ils redoutent d'exercer dans certains « quartiers ». Les spécialistes fixent des rendez-vous à deux, trois, voire six mois, à raison d'un minimum de cent euros la consultation. Il arrive que « l'ultra moderne solitude » amplifie une migraine, que la peur de mourir étreigne la tête et le corps, qu'une chute survienne, ou qu'au petit matin, avant de commencer la journée, l'angoisse déboule avec une douleur diffuse, l'envie de bosser n'y est pas, le médecin traitant ne reçoit pas encore... Alors, ces lumières allumées dans la ville sont celles des urgences. On est sûr d'y trouver des spécialistes, de bons plateaux techniques, ou une simple écoute. Si l'on se sent envahi par un problème psychosomatique, on peut s'y rendre et déverser son mal-être. Sans trop de frais, puisque c'est public et « gratuit ». Mais non, rien n'est gratuit, même en urgence. Dans certains hôpitaux on avance le règlement, au tarif Sécurité sociale, dans d'autres on reçoit la facture plus tard... Dans tous les cas, la caisse d'assurance maladie paie, et cette caisse c'est notre collectivité qui l'alimente.

Il arrive que dans un dîner, une réunion de famille, on évoque les urgences à propos d'un fait médiatique. Très vite la discussion s'accélère, les expériences se superposent, comme lorsque les femmes évoquent leur accouchement. Chacun son vécu, son attente, son admiration ou son indignation. Dénigrer les urgences est de mise. Parfois à juste titre, mais ce n'est pas la faute des soignants, ni des patients, tous embourbés dans un maillage de soins inadapté au plus grand nombre. D'accord, toute personne, même en demande, s'épargnerait volontiers des heures d'attente avec pour vision la détresse de ses voisins de chaise. Mais les soignants sont là, confinés, mobilisés, dans ces espaces où ils jouent la montre, où leur savoir et leurs techniques sont censés vaincre tous les fantasmes. Où leur vie, privée et familiale, est mise entre parenthèses dans cette usine à soins. Ce sont eux qui ont la calculette à la main ou lisent un tableau Excel, ce ne sont pas les patients. D'ailleurs, je trouverais judicieux de diffuser le coût réel de tous les actes médicaux, on comprendrait sans doute mieux les prouesses du personnel hospitalier. La dernière réforme promet une amélioration du secteur… À voir ! En attendant, il suffirait peut-être d'oublier « le temps des rafistolages », comme le dit le Premier ministre, Édouard Philippe, et de réorganiser tout le parcours de soins défaillant qui y mène. Y'a plus qu'à…

Une précision… Pendant la rédaction de ce livre, il y a eu notre victorieuse Coupe du monde de football 2018. Au lendemain de France-Croatie, et du premier assaut des rues de Paris, j'ai demandé au Dr Gananssia, responsable des urgences, s'il y avait eu une plus grande affluence dans la nuit. « Non, beaucoup moins, m'a-t-il répondu, ils étaient tous devant le match. La nuit a été rythmée par les blessures de la fête, l'alcool, les bagarres et des plaies par bouteilles de verre… »

Comme quoi une fête populaire gomme les bobos et l'angoisse… Pour un temps, et jusqu'à la canicule qui a suivi et sévi. Les années sans Mondial, c'est autre chose…

24 HEURES SUR 24,
7 JOURS SUR 7...

Dans la salle d'attente où je pénètre par une porte étroite, ce lundi matin, trois personnes attendent tranquillement leur tour. Deux hommes, apparemment SDF, dorment, en toute sécurité, le front posé sur les mains. Trois personnes seulement ? Oui, à 9 heures du matin... Deux heures plus tard, la salle est archi bondée, les deux guichets d'accueil assiégés, les portes qui mènent aux consultations, ouvertes ou fermées en un mouvement perpétuel. Je suis stupéfaite ! Et encore, me précise le Dr Jean-Luc Aïm, adjoint du chef de service, vendredi on ne pouvait plus circuler, on a dépassé notre pointe habituelle... Du moins dans la partie pour les patients valides, c'est-à-dire debout, régulés par les deux guichets où l'on vérifie leur identité. Les patients « couchés », en fauteuil ou en civière, ont à leur disposition un autre guichet, qui s'ouvre sur l'aire de stationnement des ambulances, des pompiers et de la police.

La zone de tension est à l'écart de l'entrée, divisée en espaces de couleur, selon la gravité constatée en première instance. En zone verte les boxes de consultation se remplissent au rythme des entrées, et les patients rejouent l'attente. En zone bleue, ils sont allongés, leurs lits séparés par de fins rideaux. En rouge, la zone de déchocage, les urgences vitales, vite repérées, vite prises en charge. À condition de trouver des lits pour les circuits longs, pour les non-programmés, et comme les services ne veulent pas toujours s'encombrer, alors oui, on peut passer une nuit entière aux urgences. Si une pathologie nécessite des examens complémentaires, une analyse biologique, une radio, une échographie, un scanner, ils sont aussitôt effectués... À condition qu'il y ait de la place, sinon on attend encore son tour. Ensuite, patience toujours, pour les résultats et leur interprétation par un spécialiste.

En moyenne, entre une heure et demie et trois heures et demie s'écoulent sans que l'on puisse bouger. Oui, patience, car selon Olivier Ganansssia, les gens confondent « j'ai attendu huit heures aux urgences » avec « j'ai été pris en charge pendant huit heures… » Sûr que la perspective change. Et selon la formule à la mode, les urgences ont tendance à devenir les Uber de la santé. À l'ère de l'immédiateté et du clic, on obtient ce dont on a envie ou besoin. De même, on file aux urgences pour tout avoir, tout savoir, en moins de temps qu'il n'en faut pour comprendre une quelconque pathologie, à moins bien entendu de se sentir vraiment en danger. Le Dr Ganansssia surnomme ce service « le Wikipédia de la médecine ». Toujours très actif, ce responsable affirme, avec fierté, avoir choisi cette spécialité sans aucune hésitation.

– C'est un métier magique où l'on scrute, où l'on fait du bien au corps et à l'âme. C'est d'une grande noblesse, les patients ne le reconnaissent pas toujours. Quand ils viennent ici, ils sont forcément angoissés. Ensuite, ils nous oublient, c'est normal, on devient un épisode sombre de leur vie, on n'a pas la même place que leur médecin traitant. Quant aux maisons de retraite et aux EHPAD, ils sont en sous-effectif permanent, le médecin n'est pas toujours sur place, alors ils se défaussent sur nous, par crainte de voir mourir leurs pensionnaires chez eux, et surtout à cause du manque criant de personnel.

– Le problème est que la population vieillit…

– Oui, en effet, elle devient multipathologique. C'est pourquoi il me semble impératif d'adapter les urgences aux villes et à l'époque. La santé est un droit, elle devient un dû, comme le reste. Alors, organisons-nous autrement !

Nous verrons si la réforme envisagée aura un impact sur les urgences…

Par exemple, les nouveaux textes le prévoient, et c'est déjà le cas dans certains quartiers parisiens ou dans des villes moyennes : ouvrir des centres de premiers soins, où l'on est vu, diagnostiqué et éventuellement envoyé aux urgences de l'hôpital le plus proche. Désengorger les services serait salutaire, tant pour les soignants que pour les patients.

Olivier Gananssia a dessiné lui-même les plans de ces urgences. Son objectif? Un agrandissement, déjà en cours, pour optimiser l'espace et les ressources humaines. En circulant dans les différents secteurs, plus calmes malgré tout que dans le hall d'arrivée, je vois des gens assis droit sur leur chaise, d'autres, endormis. Ceux qui sont allongés regardent leur portable, ou, un peu abattus, somnolent. Ceux qui sont accompagnés chuchotent, ou tiennent la main de leur proche, en attendant d'être auscultés ou transférés. Tous fatigués. L'attente n'arrange rien, ils semblent être entrés dans une zone mentale grise, ne sachant pas de quoi seront faites les heures suivantes, ou espérant repartir chez eux au plus vite. Une dame est couchée dans un box, elle gémit, ferme les yeux, lève ses bras, et s'écrie à qui veut bien l'entendre : « Je ne voulais pas venir à l'hôpital, ils nous laissent mourir seuls, ils ne s'inquiètent pas de nous ».

Près des boxes de régulation, le poste de soins, le cœur du réacteur. Une grande pièce vitrée, où s'impose un immense panneau numérique affichant la géographie des différentes zones, avec les noms des patients, leur état, leur arrivée, leur départ ou leur transfert vers d'autres services. Tout autour de la salle, des postes avec ordinateur et téléphone. Un brouhaha constant, des coups de fil ininterrompus, des tableaux à remplir, des bips de monitoring incessants. En face, des lits pour installer des personnes mal en point, à surveiller de très près. Et ce passage continu d'infirmières, de médecins et d'aides-soignantes… Ils se croisent, s'informent, s'alertent mutuellement sur l'évolution de chaque urgence. À l'heure du staff, deux fois par jour, sont nécessaires une mise au point globale et une autre sur des cas précis. Le Dr Aïm répond à toutes les demandes. Il n'élude aucune question, explique patiemment la marche à suivre.

– Être médecin-urgentiste n'apporte ni reconnaissance ni gratitude, c'est une grande frustration pour nous. Nous tenons grâce à l'équipe ; il faut donner un sens au travail des jeunes qui entrent ici, dans le côté sombre de la vie, faire des projets avec eux, sinon ils s'en vont, et les candidatures diminuent.

Durant les heures passées aux urgences, je n'ai pas vu un seul soignant s'asseoir, sinon pour se pencher sur son clavier. Le turn-over est important dans le service, les plus jeunes aiment la diversité de leurs tâches, ils engrangent les expériences, le savoir médical du terrain, le tourbillon qui les emporte, l'adrénaline qui monte avec l'affluence, la chaîne humaine qui se forme jour et nuit. Eux aussi apprécient l'écoute mutuelle et spontanée au sein de l'équipe, même quand la fatigue ou le découragement leur tombent dessus. Pourtant, il est évident que tout va trop vite, trop fort. En plus de la concentration, ils doivent déployer de la force physique pour porter, tenir, manipuler, habiller ou déshabiller des corps affaiblis, voire complètement relâchés. Ils ne sentent même plus les odeurs de la maladie ou de la mort. Celles qui me donnent une fois de plus la nausée…

LA COUR DES MIRACLES, ET DES MIRAGES

Une autre chaîne humaine se forme aux urgences. Celle des patients, debout, assis ou couchés, venus à pied, en transports en commun, embarqués par des pompiers ou des ambulanciers. Comme lorsqu'on est emporté dans une ronde qui tourne à toute vitesse, on ne sait plus à quelle main se raccrocher pour ne pas tomber.

Ils ont tous des maux à dire, parce qu'ils sont malades, ou que la vie les malmène. Certains viennent pour être entendus, regardés, touchés, rassurés. Ou colmater le naufrage d'une trop longue vie, qui ne leur laisse plus aucun répit. Cette dernière bataille, la vieillesse, que Philip Roth définit comme un massacre.

À l'inverse de la comédie humaine, ici on frôle souvent la tragédie, l'esprit se met en veille, le corps parle, s'abandonne, guidé ou non par l'inconscient.

Je n'ai pas eu le temps de connaître les patients, je ne l'ai pas cherché non plus. De toute façon je ne peux rien pour eux, j'aurais fait figure d'intruse. Je me suis mise au diapason des soignants. Je préfère décrire la « matière » brute, sans fioritures, que j'ai vue défiler dans l'un des postes d'infirmiers, où l'on effectue le premier tri des pathologies. Une infirmière et une aide-soignante pointent, entre six et quinze minutes, le problème de la personne qui se présente. Au moindre doute, elles appellent un médecin régulateur, qui les rejoint immédiatement.

Comme une galerie éphémère de portraits terriblement humains.

Une femme d'une cinquantaine d'années entre et s'assoit sans qu'on l'y invite, le visage creusé par la vie et un souffle poussif. De fortes quintes de toux l'épuisent. Le cadre infirmier passe, et demande à l'aide-soignante de lui mettre un masque. Élémentaire et nécessaire précaution, pour protéger les autres. Elle répond aux questions par oui ou par non, le débit haché par son essoufflement. L'aide-soignante l'aide à se relever, elle est venue seule, elle repartira dans une autre salle d'attente pour une radio.

Une dame, la cinquantaine bien enveloppée, a mal à la jambe depuis trois semaines, elle se plaint d'une sensation de brûlure aiguë. Elle est là sur les conseils de son médecin traitant, qui soupçonne une phlébite renforcée. Elle a déjà pris deux comprimés d'antalgique, en vain... Céline, l'infirmière, lui demande si elle a voyagé récemment... Non, mais elle a peur, sa tante est décédée d'une embolie pulmonaire. Prise de tension et de température, antécédents médicaux entrés dans l'ordinateur. Céline demande pour elle un fauteuil roulant, elle ne doit plus en bouger jusqu'à la consultation.

Un homme, soutenu par ses béquilles, infirmier orthopédique à la retraite. Il habite dans le département de la Somme. Il raconte être venu le mois dernier, pour une coupure à la main. Cette fois il a voulu faire une randonnée, mais sa cheville a craqué, son pied est enflé, très douloureux. Rieur, il ajoute que l'hôpital lui manque, qu'il trouve toujours un bon prétexte pour y revenir... Céline lui sourit, mais personne n'a le temps de prolonger une conversation. Une radio est prescrite, on lui indique la salle d'attente.

Un brancard envahit la pièce, portant un homme imposant, d'une soixantaine d'années, téléphone portable à l'oreille.

Costume sombre, cravate, cheveux en bataille. Il est chauffeur au service du Premier ministre, il vient d'avoir un accrochage en voiture. Il a déjà subi un AVC dans le passé, il est diabétique, il s'est levé ce matin avec une forte migraine, des vertiges, une langue qui gonfle. Pour confirmer son identité et les coordonnées de son employeur, il sort de sa poche un paquet de cartes de visite, qu'il pose en désordre sur le brancard. Il a des gestes saccadés, un peu confus. Céline examine ses yeux, sa langue, elle effectue un électrocardiogramme, et perçoit une hémiplégie du côté gauche. Le médecin régulateur vient lui confirmer son observation. Le patient répète que depuis ce matin il a eu un — non... trois accrochages en voiture. Il est transféré en zone rouge, en déchocage. Un neurologue est averti, cette urgence n'attend pas : en cas d'AVC, en moins de quatre heures il faut fluidifier le caillot pour éviter le pire.

Le suivant est espagnol. Malgré un fort accent, il s'exprime parfaitement en français. Il a environ 35 ans et se plaint de maux de tête. Son généraliste ne peut pas le recevoir, il lui a conseillé d'aller aux urgences. L'aide-soignante ne semble pas comprendre tout ce qu'il dit. Elle lui prend sa tension, et lui demande de passer en salle d'attente pour une consultation plus approfondie.

Un homme d'environ 75 ans a été opéré, il y a déjà plusieurs semaines, d'une hernie discale. Aujourd'hui, il a mal. Il a fait quelques examens, mais il en voudrait d'autres pour être tranquille. Céline le rassure, sa douleur n'a rien d'inquiétant, elle lui conseille de prendre rendez-vous avec un rhumatologue. Il insiste. Céline se tait, rien ne sert de discuter avec ce genre de personne. Elle lui donne un antalgique et lui propose d'attendre, ou de revenir si les douleurs deviennent intolérables. Pas content, il s'en va en bougonnant.

Il vient à cause d'une chute dans sa maison. La veille il a trébuché dans son escalier… Il a un peu mal, mais c'est supportable. Et là, il déroule un interminable monologue, chargé d'infimes détails de son histoire médicale. En tenant serré sur ses genoux son dossier, il livre les dates des examens, de ses douleurs. Même pas une question sur son état actuel, il semble se perdre dans un délire tranquille. Sur un ton monocorde, il ferme les yeux pour se raconter, ne se parlant qu'à lui-même. Le récit est long, très long. Ennuyeux. L'aide-soignante pose une question… Erreur, il repart à zéro dans sa logorrhée. Il ne parle pas de solitude. Est-il hypocondriaque ? En errance dans son quotidien ? Peut-être qu'il ennuie sa femme pour un oui ou pour un non. Remplit-il son inactivité par des rendez-vous médicaux ? Il a 82 ans.

Une jeune fille de dix-huit ans est accompagnée par sa mère. Les deux sont timides, gênées, mais inquiètes. Les pompiers les ont transportées jusqu'ici. La petite a eu un malaise vagal. Tension, température. En apparence, rien de grave. Elle est orientée vers la consultation.

Une autre plus âgée, environ 30 ans, s'est coupé le doigt avec un couteau… il y a trois semaines ! Elle pense que la plaie s'est infectée, son généraliste lui a prescrit des antibiotiques, mais lui a dit qu'en cas de douleur elle file aux urgences… Mais non, elle n'a pas trop mal. Son dermatologue ne peut pas la recevoir avant deux mois. Céline est dubitative, elle regarde sa cicatrice, pas d'infection. Elle n'a pas besoin d'attendre ici. Elle lui conseille d'aller dans un service d'urgences-mains, si elle encore mal, ou si elle veut être rassurée.

Elle a une quarantaine d'années. Elle entre, calmement, pose un sac de voyage par terre, en précisant à l'aide-soignante qu'elle a tout prévu pour être hospitalisée. Elle ressent des lancements douloureux au dos et dans la poitrine. Pas en continu. Non, elle ne prend aucun médicament. Elle n'est pas malade et ses douleurs supportables. Oui, elle est venue en métro. Le problème est qu'elle a peur, son frère est décédé d'un infarctus, il y a quelques années. Prise de tension. Céline la dirige vers la zone verte, pour attendre un médecin.

Elle vient pour un doigt cassé et pour faire une radio.

Il souhaite un contrôle de points de suture ; Céline les cherche en vain. Il parle en bégayant, ses troubles psychiques sont évidents. Il a des tics et ne regarde personne en face. Il se tait, recommence à parler sans savoir de quoi il souffre. On ne le fait pas attendre, tout va bien, il peut repartir chez lui.

Elle, une jeune et jolie blonde de 35 ans, ferme les yeux, elle ne parle pas. Son ami l'accompagne, le visage fermé. Ils sont venus en taxi, ils ont peur. Il raconte qu'elle suffoque, elle a sûrement un problème cardiaque. À l'examen clinique, tout semble normal, Céline les invite à s'asseoir dans la salle d'attente. Elle pourra se reposer, et sera vue par un médecin… Aucune alerte cardiaque, me précise Céline, juste une bonne crise d'angoisse. Une vie agitée, une dispute hystérisée, un coup de stress au boulot ? J'interprète à ma manière, car je les ai vus repartir, trois heures plus tard, main dans la main. Elle, plus souriante, lui le même visage fermé.

Ce monsieur, environ 60 ans, est mal en point, grand, un peu voûté, il dit pisser du sang, son nez coule beaucoup, il a perdu vingt-cinq kilos en trois mois, il tousse depuis trois semaines. Au téléphone, son médecin généraliste lui a conseillé les urgences. Beaucoup de symptômes, il faut des examens complémentaires. Céline lui prescrit un examen d'urine et lui tend un petit flacon, le médecin va le recevoir.

Cette dame a quatre-vingt-cinq ans. Elle est veuve. Petite mamie, menue, très douce. Très résignée. On a envie de la rassurer, de lui dire que tout va bien. Mais non, depuis son réveil, elle se sent désorientée. Elle montre sa liste de médicaments, son généraliste ne répond pas, elle est seule chez elle. Pas d'enfant à appeler. L'aide-soignante l'accompagne pour l'allonger en zone bleue, en vue d'une consultation. On ne sait jamais, cela peut aussi être un petit AVC…

Un brancard sur lequel est allongée une femme de 90 ans. Son fils est à ses côtés, regard perdu et inquiet. Elle est complètement patraque, son ventre est très gonflé, elle ne sait plus où elle se trouve, elle fixe le vide devant elle… Depuis quelques semaines, son fils dort chez elle, parce que ses nuits sont agitées. Céline et l'aide-soignante la déshabillent, laborieusement car elle est plutôt forte et elle ne peut pas les aider. Elles lui parlent, elle répond par onomatopées.

On ne la rhabille pas, on lui enfile une tenue hospitalière, on la recouvre d'un drap. Direction un box en zone bleue. Il faut la garder, et peut-être lui mettre une sonde urinaire pour la soulager, et enrayer la confusion de son esprit. Le médecin décidera… Le fils suit le brancard, il sait qu'il est là pour de longues heures, il prévient quelqu'un au téléphone.

Elle est très mince, grande, 55 ans. Elle a le visage gonflé, les yeux, la bouche, le cou. Elle s'affole, pas l'infirmière qui lui demande d'aller en consultation, pour être vue. Elle a peur, elle ronchonne. Quand je l'ai revue plus tard, après quelques heures d'attente, elle m'a dit quelques mots. En fait elle est furieuse, elle repart avec une ordonnance de vaseline pour ses lèvres, et des comprimés pour son œdème de Quincke. Elle doit faire une recherche allergène. « Tout ça pour ça », conclut-elle en me tournant le dos.

Ce qui est plutôt rassurant. Mais sa peur a eu raison de sa patience. Peut-être espérait-elle qu'en venant aux urgences, on lui aurait inoculé un remède magique pour qu'elle désenfle ? Quand le miracle rejoint le mirage…

Une autre personne âgée sur un brancard, envoyée par un EHPAD, incapable d'articuler un son, elle tousse beaucoup et semble épuisée. On la garde pour une radio. Tension élevée, peau très sèche. On lui donnera à boire dans son box, pour la réhydrater, en attendant le docteur.

La grande vieillesse devient désormais une longue maladie, il n'y a plus assez d'enfants pour veiller sur les vieux parents ou grands-parents. La loterie est génétique, mais aussi sociale.

Ceux-là et d'autres se succéderont ainsi toute la journée,

tous les jours. D'aucuns déboulent vers 11 heures ou minuit, parce qu'ils ne se sentent pas très en forme, parce qu'ils ont travaillé, et n'ont pas eu le temps de voir leur médecin. Dans tous les cas, ils savent pertinemment que les petites mains de la médecine restent au service de leurs douleurs émotionnelle, physique ou mentale.

J'AI VU, J'AI VÉCU...

La canicule au cœur d'un Paris vidé de ses habitants, c'est un grand moment de décompensation pour les personnes âgées. Les enfants, les petits-enfants vivent leurs vacances d'été, les médecins sont au repos. Elles se sentent abandonnées, laissées pour compte, leur énergie et leur vigilance s'estompent. On se souvient de la vague de décès de 2003, aussi grave sur le plan médical que social et politique.

Je suis à peine sortie de mon enquête sur l'hôpital que ma mère fait une chute douloureuse, trop perturbée par la torpeur qui accable l'atmosphère, son esprit et son corps. Samu, ambulance, urgences d'un hôpital de banlieue. En raison de son âge et de sa faiblesse, on l'hospitalise d'office. Les détails de son état de santé m'appartiennent. Si je raconte cet épisode personnel, c'est pour appuyer ce que j'ai vu et entendu pendant ces longs mois d'immersion.

Aux urgences, je rencontre le médecin de garde, qui m'explique les différentes investigations prévues et l'état de ma mère. Le problème est que je ne comprends rien à son exposé, elle me parle en jargon, en acronymes… Quand je lui demande de « traduire » pour la profane que je suis, elle me somme de me détendre. Puis revient quelques heures plus tard pour demander qu'on l'excuse, et là tout ce qu'elle me dit est enfin limpide. Son manque d'assurance, ma peur légitime se sont mêlés en provoquant une petite étincelle. Ma mère a passé une nuit plutôt agitée dans une petite chambre du service, avant d'être installée au sixième étage de l'hôpital.

Le service de gériatrie de cet établissement, où je passerai une semaine entière à son chevet, est plutôt petit, propre, tenu par de jeunes médecins et des soignants, tous débordés, mais avenants. Seulement voilà, pendant huit jours, et bien qu'informée très précisément de l'histoire médicale de ma chère maman, l'équipe, en lien téléphonique quotidien avec son médecin traitant, en congé mais disponible parce qu'ami de la famille, cette équipe n'a eu de cesse de la brinquebaler d'un scanner à une radio, en passant par une échographie, un autre scanner, une autre radio, etc. Rien de neuf sur aucun cliché. Nous savons de quoi elle souffre… Alors, chaque fois que l'on m'annonce la « nécessité » d'un nouvel examen, je me mets en colère parce que c'est déjà fait. Elle est si fatiguée, si perdue hors de chez elle — ce que toutes les personnes âgées subissent en entrant à l'hôpital, et sans aucune aggravation proprement médicale — que je ne vois pas la « nécessité » de l'embêter encore et encore…

Il est évident que les médecins font leur travail, il est évident aussi qu'ils ont peur d'une erreur, ou qu'ils font du zèle… ou du chiffre ! Ils savent qu'elle est fragile par-ci, endolorie par-là, que son âge rend malade, que ses organes vieillissent comme elle, que les calmants l'abattent plus qu'ils ne l'apaisent. Mais non, elle est bombardée d'investigations, comme les autres patients de l'étage. Ceux qui dorment tout le temps, ceux qui crient la nuit, celles qui réclament leur père ou leur mère le jour. Ou encore cette petite dame menue, apparemment touchée par la maladie d'Alzheimer, qui vient se reposer au poste de soins, juste le temps de chaparder un tampon de l'hôpital ou quelques stylos, et que l'infirmière rattrape dans le couloir en riant… en évitant de heurter le matériel qui traîne : un ventilateur parce qu'il fait très chaud, une table, un chariot de couches laissé dans le passage, et des visiteurs qui attendent de retourner auprès de leur proche, après le change, la prise de tension et de température.

Ma mère partage sa chambre avec une centenaire venue d'un EHPAD. Elle entend et voit avec peine, elle ne peut plus marcher, elle pèse 32 kilos, mais reste totalement consciente de son état, et lucide, implorant chaque jour la mort. Elle est pourtant là parce que son pacemaker est ressorti, à cause de la finesse de sa peau. On le lui a retiré, me raconte sa petite-fille, et on a enfoui les fils comme on a pu, puisqu'elle n'a plus assez de peau pour des points de suture. Manque de chance, durant cet acte chirurgical effectué sous anesthésie locale, elle a attrapé un staphylocoque. L'équipe a trouvé l'antibiotique pour la soigner, avant de la renvoyer dans son sinistre EHPAD, un peu plus affaiblie et avec la plaie ouverte de son pacemaker. Question philosophique autant que sociétale : jusqu'où ne peut-on pas aller trop loin ?

Dans ce service, comme ailleurs en cette période, les aides-soignantes, les infirmières, en sous-effectif, n'ont pas une minute de répit. Jamais tranquilles, jamais assises, toujours à peu près aimables... Les unes agacées par mes questions ou mes remarques, les autres impassibles, mais dévouées.

Ma mère est rentrée chez elle, complètement déboussolée, exténuée, mais ni plus ni moins atteinte par ses multiples bobos que lorsqu'elle a été prise en charge.

Placée malgré moi, et indirectement, du côté des patients, j'ai pu constater ce que j'ai vu ailleurs, la disponibilité des soignants, leur dévouement, leurs sautes d'humeur, leur patience, les doutes et les craintes des médecins. Et l'acharnement inutile de médecins « *corporate* », comme on dit, qui multiplient des actes pour plaire à l'entreprise (tout en déplorant par ailleurs les indicateurs d'activités) alors qu'ils savent déjà beaucoup de choses sur les patients, surtout en gériatrie, surtout en période de canicule.

Ainsi va l'hôpital, parfois au mépris du bien-être, pour rester de plain-pied dans le tout-économique.

DIEU ET
LES PATIENTS

Dans la plupart des établissements hospitaliers, les patients en fin de vie peuvent recourir à une autorité religieuse. Il suffit de le demander, la démarche se fait aussitôt auprès des différents cultes, via les correspondants de l'établissement.

À l'hôpital Saint-Joseph, la chapelle surplombe l'entrée du hall, et le rite catholique est à la portée immédiate de tous. De taille moyenne, sobre et silencieuse, elle accueille toujours les visiteurs qui veulent s'isoler ou prier hors des heures prévues pour les messes. Une halte, un point de recueillement, où chacun peut allumer un cierge.

Elle est tenue par un aumônier, prêt à assister un mourant, jour et nuit. Ponctuel à notre rendez-vous, il me reçoit dans un bureau exigu, à l'entrée de la petite église. En s'asseyant il consulte sa montre connectée, qui l'alerte en permanence d'une urgence, de l'appel d'un patient ou de sa famille. Une précision : il habite sur place, il est salarié de l'établissement, à raison de mille euros par mois, remboursés par le diocèse.

Toujours présent, il lui est même arrivé de remplacer un imam auprès d'un patient musulman, décédé en réa, dont la famille a tenu à recevoir son soutien. Quand il est arrivé dans la salle d'attente, deux ou trois enfants chahutaient, mais l'homme qui l'a accueilli l'a appelé « Mon père... » La petite assemblée familiale s'est tue, apaisée par ses paroles.

En revanche, il a été bien embêté de devoir marier un patient en fin de vie avec sa compagne, pour régulariser leur union. « Cela m'a chiffonné, me dit-il, car le mariage est fait pour la vie, pas pour la mort. Cela n'avait aucun sens pour moi, j'ai donc reporté ma réponse, sans me rendre à son chevet... »

Sa mission est donc de donner les derniers sacrements, d'aider et apaiser les proches qui le demandent. Accompagner, écouter, effectuer le rite de passage de la vie à la mort c'est d'abord s'adapter à la demande du malade, participer au travail de deuil de sa famille. Ceux qui s'éteignent ont parfois besoin de revenir sur leur passé, de dire leurs blessures, leurs douleurs ou leurs peurs. L'aumônier les aide alors à mieux définir leurs ultimes interrogations, mais il se défend fermement d'une approche psychologique du patient. « Je n'ai pas à m'introduire dans ce domaine, ni à avancer des explications d'ordre psychologique, je commettrais une faute. Je suis là pour les premiers pas vers le deuil. Je ne console pas, je n'ai aucun discours tout fait, je m'adapte à la demande, je prie pour la personne qui me sollicite. Pour laisser partir la vie. »

Ce prêtre quinquagénaire offre aussi sa compassion aux urgences. Quand le travail des médecins s'achève, que le patient n'a aucune chance de survivre, il prend le relais pour adoucir les derniers instants. Il avoue même être impressionné par le sang-froid des soignants, qui parfois se font « engueuler » par les proches d'un patient qu'ils ne sont pas prêts à voir mourir si soudainement.

– J'ai même rencontré un monsieur de 70 ans qui devait être extubé. Il était en train de partir, le docteur est arrivé, il a baissé le taux d'oxygénation, et le patient a pu s'éteindre paisiblement. Depuis que je suis là, j'ai changé d'avis sur l'acharnement thérapeutique : quand la vie quitte le corps, il faut lui permettre de s'en aller… Mais croyez-moi, j'ai aussi fait la connaissance d'une dame centenaire qui savait que son cœur pouvait s'arrêter de battre d'une minute à l'autre. Ma présence lui a permis, ainsi qu'à ses proches, d'attendre sereinement cette étape. J'ai pu mettre des mots, et c'est mon rôle, sur l'immense solitude de l'être humain face à la mort.

– Qu'est-ce qui change d'être en mission dans un hôpital ?

– J'aime l'atmosphère de cet hôpital, l'architecture réussie et les jardins si bien entretenus. Surtout, j'admire les soignants, leur dévouement, et les équipes particulièrement soudées… C'est du moins ce qui s'en dégage lors de mes brefs passages. Au détour d'un couloir, il leur arrive de me parler, de me dire leurs soucis. Néanmoins, je prends conscience de mes propres limites face à certains problèmes, ou au décès des patients, sans toujours parvenir à consoler les familles. Ma parole ne doit jamais être imposée, juste entendue par ceux qui en ont besoin.

– Je crois savoir aussi que vous formez les bénévoles ?

– Oui, ils sont une trentaine, et nous en formons dix nouveaux chaque année. Nous les réunissons, nous leur donnons des conseils pour aborder les patients sans commettre d'impair. Nous leur expliquons le fonctionnement de l'hôpital. Leur bureau est à l'entrée de l'établissement, ils doivent être disponibles, repérés et abordés naturellement. Ils sont très réceptifs et dévoués. Dans leur attitude, leur approche, je constate que bien souvent, ils ont besoin de donner ce qu'ils n'ont pas reçu ; leur seule présence auprès d'un malade est un apaisement pour lui, un enrichissement pour eux. Ils calment les impatients, ils les aident à exprimer leur colère, quand ils ne sont pas forcément au seuil de la mort. Eux, comme moi, nous circulons dans les couloirs quand on nous appelle. Les soignants nous abordent, expriment leur difficulté face à un patient ; certains, rarement, nous disent leur impuissance. Pourtant il est important qu'ils s'adaptent aux demandes de ceux qui sont alités, affaiblis par la maladie.

En quittant la chapelle, l'aumônier s'agenouille devant l'autel, et s'en va pour accomplir d'autres tâches ou aller vers ceux qui attendent d'être rassurés, avant de quitter ce monde.

LE BLUES
DES SOIGNANTS
EST AUSSI
LE NÔTRE...

Au seuil des urgences, chacun dépose sa maladie, son angoisse ou son désarroi. Tous, même les plus râleurs, veulent être pris au sérieux, attendre le temps nécessaire, pour être rassurés, hospitalisés ou renvoyés à la maison. Ainsi vont les urgences…

Du côté des soignants, les plus aguerris avouent être inquiets de devoir capter, savoir, déléguer, soulager au-delà de leurs propres limites ; puis en peu de temps évaluer l'urgence vitale, s'enquérir de l'environnement social et familial. Au bout du compte, les uns s'estiment frustrés, les autres pas.

Le peu de confidences que j'ai recueillies des professionnels, à propos de leur fin de journée, tourne autour de l'épuisement. Et du sacrifice des valeurs qui les ont poussés vers ce métier, l'empathie, l'écoute, le soin au sens large du terme. Ils passent des heures à chercher un lit, plutôt que de rester quelques minutes avec un malade. Ils coupent la parole à ceux qui essaient de contextualiser leur mal-être, ou leur accident. Aller au plus vite, toujours plus… pour moins d'humanité.

À la sortie de l'hôpital, marcher, ne plus parler, dormir. Cette aide-soignante aime pourtant « ce beau métier de merde, sans même la garantie d'être utile ». Au rythme des soins, elle se demande si une machine ne serait pas aussi efficace… Jamais le temps d'aller voir les patients admis. Toujours est-il qu'en rentrant chez elle, elle se précipite sous une très longue douche chaude, pour se laver des miasmes de la maladie.

Un jour de beau temps, j'ai aperçu Céline et deux collègues, dehors, adossées au mur du service d'urgences ; l'une d'entre elles fumait une cigarette, Céline riait, mais aucune n'avait le temps de passer à la cafétéria pour une pause rapide. Et d'ailleurs, aucune salle de détente pour le personnel n'est prévue aux urgences…

Une étude scientifique a prouvé que les humains sont comme les plantes, ils se régénèrent par l'énergie de ceux qu'ils côtoient. Nos corps sont des éponges, ils absorbent les ondes positives et négatives que les autres leur envoient. Mais comment séparer le bon grain de l'ivraie ? Difficile de se requinquer aux urgences, au contact des malades, c'est pourtant ce que font ces femmes et ces hommes qui en accueillent plus de cent par jour. Et de recommencer chaque matin, avec la même fraîcheur et le même dévouement. Chapeau !

Ne pas s'attacher au patient, tel est pour cette femme médecin le meilleur moyen de tenir.

– Je ne cherche pas le lien avec les malades, ce qui m'importe c'est l'efficacité avant tout, et cette chaîne de soignants qui tient le fil tendu vers un mieux-être. Ceux qui dénigrent les urgences ne savent pas de quoi ils parlent. On abat un travail immense, et on essaie de garder le sourire. Et croyez-moi il y a des jours où c'est très difficile. À l'Assistance publique, certains services méprisent les médecins urgentistes, ici au moins on connaît tout le monde, on discute avec les spécialistes, les chefs des autres services ; notre regard, notre avis sont pris en compte. On devrait faire de la pub pour les urgences, c'est un rouage capital de notre système de santé. Si on l'abîme, la courbe de la mortalité remontera.

Et les voyageurs pathologiques ? Ils existent ! L'expression est celle d'une psychiatre du service, dont le bureau est au milieu des urgences, mais détaché et payé par l'hôpital Sainte-Anne. Elle et ses collègues interviennent dans l'ensemble de l'établissement, en cas de décompensation psychique, ou si un patient est trop agité, une fois diagnostiqués les problèmes somatiques, organiques.

Aux urgences, la violence existe aussi, quand des patients drogués ou alcoolisés déboulent.

– Nous avons tous reçu ici un crachat, une griffure, une insulte ou un coup, avoue-t-elle. Au contraire des soignants, nous devons tout de suite faire alliance avec les patients, pour contenir leur angoisse, mais le paradoxe est qu'il faut du temps pour l'empathie. Ce qui est très rare dans un tel service.

– Vous rencontrez aussi des cas où la douleur est imaginaire ?

– Oui, mais l'angoisse n'est jamais imaginaire... Nous voyons aussi ceux que l'on appelle des « voyageurs pathologiques », qui sur un coup de tête peuvent quitter leur lieu de vie, pour être à Paris, mais sans projet. Ils sont alors perdus, ils tombent de haut... Ils étaient peut-être malades avant, ou ils le deviennent du fait de cette fuite. Quant aux soignants que nous côtoyons tous les jours, ils nous parlent beaucoup, quand ils ont le temps, nous sommes le réceptacle de leurs problèmes professionnels ou personnels.

Les soignants sont robustes, ils ne sont pas invincibles, ils peuvent perdre pied ou renoncer à leur vocation si leur métier est constamment dévoyé. Sans leur dévouement, leurs compétences et leur patience, la médecine n'a plus de sens, l'hôpital perd son âme.

Leur rendre hommage c'est d'abord adapter le système de santé, les politiques le savent, qui cherchent encore et toujours la bonne équation. Chacun son métier. Bon nombre de traders abandonnent leur carrière pour revenir à plus d'humanité. Je connais peu de soignants qui deviennent traders… Où que l'on soit, quelle que soit la situation, on cherche toujours un médecin ou une infirmière pour sauver un être humain en danger.

L'argent ne fait pas le bonheur des soignants ? C'est faux, certains vivent dans un équilibre précaire, et ce métier de l'ombre mérite d'être valorisé.

L'hôpital prétend être une entreprise… À lui de prendre soin de ses salariés. Il est de son devoir de contribuer à leur sécurité et leur confort, pour leur permettre de s'épanouir, de nous épanouir, et préserver ce qui les meut par-dessus tout, l'autre. Sans lui, c'est l'humanisme et l'humanité qui seront les malades de demain.